„Therapie in Hypnosetrance“

Einleitung:
TOXIKOMANIE

Die Giftsucht

Dieses Buch ist all denen gewidmet,
die schon längst aufgegeben haben,
aus ihrem Teufelskreislauf von
Substanzsucht und Abhängigkeit
auszubrechen.
In meinen Aufklärungsgesprächen mit
nikotinsüchtigen Rauchern betone ich
immer wieder
Sie planen mit Ihrem Suchtverhalten nicht Ihr
restliches Leben,
sondern Ihren

Abgrund

Franco Schneider.
Fachbereich Hypnose,
für Sucht und Erinnerungsamnesie,
gibt Ihnen aus seinen hypnotischen
Fallstudien Lösungen an die Hand,
wie es doch möglich ist, aus diesem
Teufelskreis von Sucht und Abhängigkeit
auszubrechen.

»Therapie in Hypnosetrance«
1. Auflage, erschienen 2-2023

Umschlaggestaltung: Romeon Verlag
Text: Franco Tayler
Layout: Franco Tayler

ISBN: 978-3-96229-422-9

www.romeon-verlag.de

Bibliografische Information der Deutschen Nationalbibliothek:
Die Deutsche Nationalbibliothek verzeichnet diese Publikation in der Deutschen Nationalbibliografie; detaillierte bibliografische Daten sind im Internet über *https://portal.dnb.de* abrufbar.

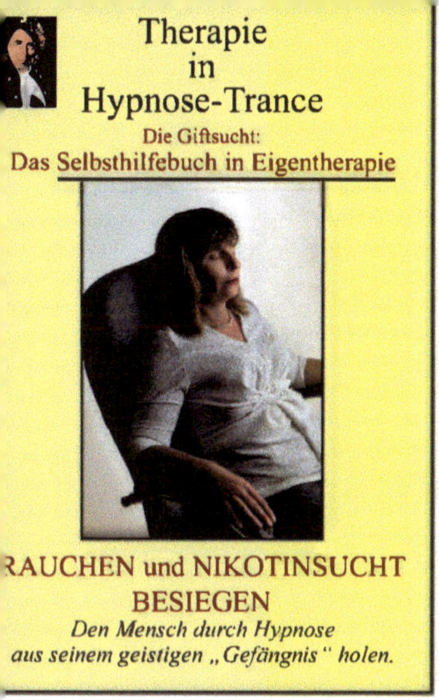

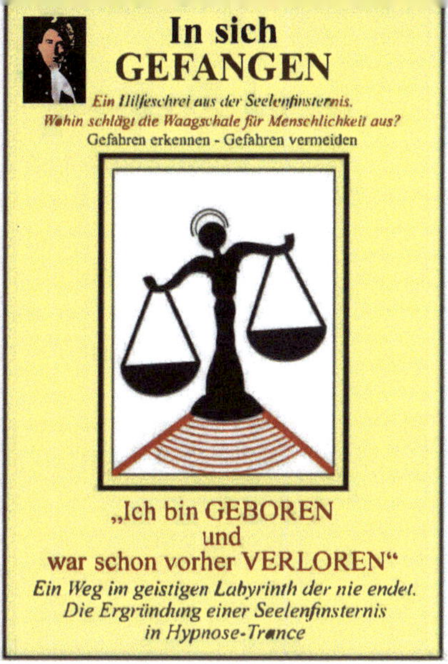

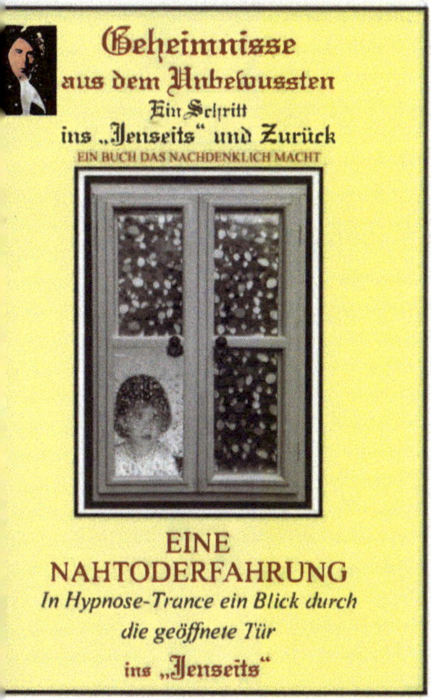

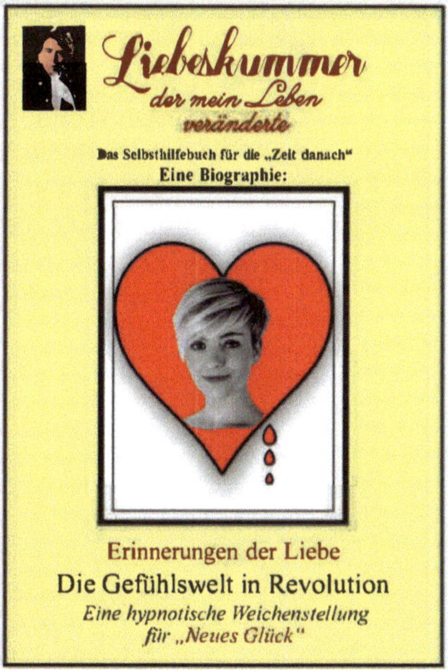

„Bücher“
die es wert sind,
sich vorzumerken.

Da, wo Medikationen und Entzugstherapien
nicht helfen und jegliche Heilungs- und
Selbstheilungsversuche versagt haben.
Meine Hypnoseindikation ist keine
Psychotherapie, Sie dient in diesem Buch
der Nikotinsuchtentwöhnung.

Diese Fallstudie:

Liebe Leser,
zeigt die Raucherkarriere
eines im hohen Grad
nikotinsuchabhängigenKlienten, der in seinem
geistigen Gefängnis in sich gefangen war und
jegliche Ausbruchversuche scheiterten.

Dieses wäre auch für den Rest seines Lebens
so geblieben, hätte nicht eine
Zufallsbegebenheit
mit der dahinterstehenden mächtigen Angst,
schwer zu erkranken ihn bewegt,
Hilfe für seine Nikotinsucht anzunehmen.

* * *

Da es den nikotinsüchtigen Rauchern dienlich sein soll, hat sich mein Klient, bezogen auf das Standesrecht meiner Schweigepflicht, zu dieser Publikation bereit erklärt, der Öffentlichkeit Schicksal zugänglich zu machen, jedoch in allen Gegebenheiten in anonymer Abhandlung.
Geben wir ihm das Pseudonym
C h r i s t o p h.
Aus einer Kleinstadt am Teutoburger Wald in Ostwestfalen – Lippe (OWL)

Klientenfallstudie :

Rauchen und Nikotinsucht besiegt.

Klient : **C h r i s t o p h**
Kapitel 1 bis 10

* * *

10. Die **k o r i g i e r t e** Weichenstellung für mein Leben, OHNE „**D r o g e**“ Nikotin.

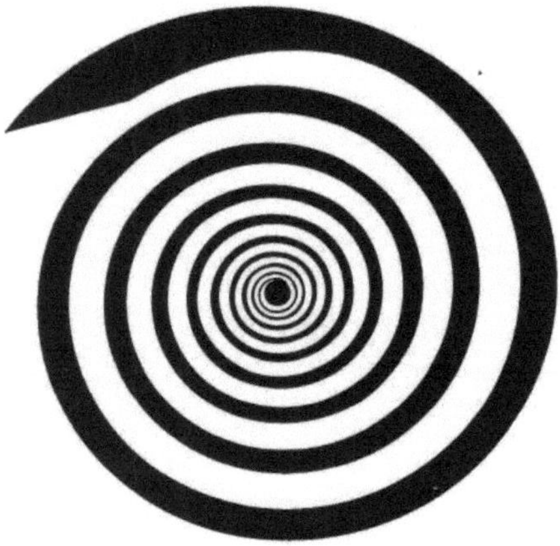

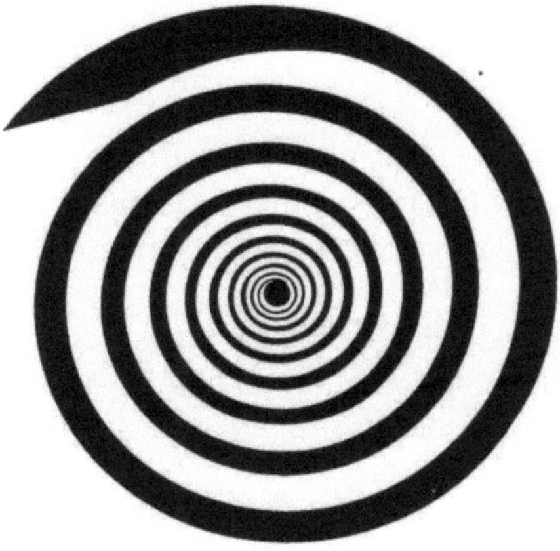

Kapitel 1

Die Tretmühle
Mein täglicher Leidensgang.

* * *

Ein Tag wie jeder andere ,
ein Tag, der immer dem anderen gleicht,
im Leben von „C h r i s t o p h".
Unverheiratet, und ohne Anhang.

* * *

… sehr schlecht geschlafen, oder auch
gar nicht. Aufwachen mit schwerem Luftholen
und noch im Halbschlaf.
Der tastende Griff zur Zigarettenschachtel,
mit seufzendem Gemurmel und
unverständlichem Selbstgerede.
Wo ist denn nur die Schachtel?
Ich habe die doch noch vor Stunden auf den
Nachttisch gelegt, murmelt er vor sich hin
und dabei weiter mit der Hand zur
Nachttischlampegreifend.

… Ah,ja, da ist der Lichtschalter.
Oh, Oh, das helle Licht ist wie jeden Morgen nicht gut.
Mit der anderen Hand schütze ich meine Augen
vor dem grellen Licht.
Mit einem Rundumblick, entdecke ich nun endlich die Schachtel auf dem Boden.
Die muss mir wohl in meinem unruhigen Schlaf heruntergefallen,
ich hatte sie doch noch vor dem Schlafen in der Hand.
Ich darf nicht mit der Zigarette im Bett einschlafen, nicht dass mir hier noch die ganze Bude abbrennt, denn dann habe ich wirklich ein großes Problem mit Mutter.
Oh, wie gut, ich brauche nicht aufzustehen und wo bitte ist nun das Feuerzeug? Ah, ja, es liegt noch da, wo ich es immer griffbereit hinlege, auf dem Nachttisch.
Nun ja, Feuerzeuge liegen in der ganzen Wohnung herum, da komme ich eher dran, als wenn mir die Zigaretten ausgehen.

*

… Und nun, die erste Zigarette am frühen Morgen.
Meine Hände zittern wie an jeden Morgen beim Anzünden. Die Kippe im Mundwinkel und nervös mit einem tiefen ersten Lungenzug bis unten hin und gleich noch einen hinterher.
Oh, tut das gut, das Rauchen im Bett.

… Meine Hände werden langsam etwas ruhiger
und auch das Stress- und Angstgefühl lässt nach. Und nun kann der Tag mit all meinen Problemen beginnen, egal, oder auch nicht.

*

… Der träge Blick auf den Wecker,
der hat auch noch nicht gepingelt.
Ah, ja, ich weiß schon, die nächtliche Unruhe hat mich mal wieder vor dem Pingeln wach werden lassen.
Nun ja, ein abgebrochener Schlaf ist immer noch besser als gar kein Schlaf.
Träge und mit allerlei Schonhaltungen schleppe ich mich aus dem Bett,begleitet von starkem Raucherhusten, Krächzen mit Halsschmerzen und nach Luft ringend mit schlurfendem Gang durch den Flur, vorbei an dem großen Garderobenspiegel und bloß heute Morgen nicht reingucken, denn dann ist der Tag WIRKLICH ganz gelaufen.… Mein geschwollenes Gesicht, dicke Tränensäcke und so schöne, große, blaue Augenringe.

Das passt doch glatt heute Morgen zum Karneval.
Also Christoph, nicht in den Spiegel gucken bevor ich mich noch erschrecke, besser andere

Richtung einschlagen und geradeaus in die Küche.

Mein Gesicht zeigt mir wie jeden Morgen, die Nikotin- und Teerablagerungen meiner Rauchersucht,
das ist, mir alles schon lange klar und irgendwie bin ich krank, das fühle ich ganz deutlich.

*

… Endlich in der Küche angekommen, wo verschiedene Feuerzeuge auf dem Küchentisch herumliegen, zusammen mit den Reserveschachteln Zigaretten.
Und jetzt erst mal ganz in Ruhe eine rauchen oder auch zwei.
Na, ja, weil´s mir guttut, drei oder vier.
Und wenn ich das schon wieder sehe,
die Bilder auf der Zigarettenschachtel mit dem Spruch,
R a u c h e n i s t t ö d l i c h
und so weiter.
Ob das wohl auch alles so stimmt? .
Am besten, ich gucke gar nicht hin,
ziehe die Kippe aus der Schachtel und fertig.
Wie viele Zigaretten waren das bis jetzt,
müsste die sechste oder auch siebte sein,
egal ich zähle nicht mehr.
Hauptsache es tut mir erst mal richtig gut und hilft mir durch den Morgen.
Die Zigarette in der Hand, immer noch leicht zitternd, zünde ich mir die Zigarette an und

wieder und wieder mit tiefen Lungenzügen,
tiefe, tiefe Lungenzüge damit ich ruhiger
werde.

*

... Mit der Kippe am Küchentisch sitzen und
ganz die Ruhe, das Rauchen genießen
keiner kann mich stören.
Das tut mir immer gut.
Doch nach und nach versinke ich tiefer ins
Grübeln und Chaosgedanken kreisen in
meinem Kopf herum.
Was ist nur in letzter Zeit mit mir los,
ich kriege keinen klaren Gedanken mehr
zusammen.
Alles ist im Kopf wie verschwommen,
ich kriege nichts gebacken, nichts geregelt,
ich bewege mich nur noch wie ein Roboter
immer und überall.
Das war doch früher nicht so schlimm.
Oder „vielleicht“ ist das doch das Rauchen,
was mich so fertig macht.
Ich dachte **i m m e r**, dass mir das guttut.

-14-

... Könnte es sein, dass andere mit ihrem
Nichtrauchen und Argumenten richtiger liegen
als mein Dummherumgerede, dass Raucher
nicht vom **R a u c h e n k r a n k** werden.
Ich weiß schon, ich tröste mich heute Morgen
mal wieder selbst, ganz toll.

*

… Ein trüber Blick in die Zigarettenschachtel.
Ich zähle noch 19 Stück, besser noch mal nachzählen,
Oh gut, es sind 20 Stück, der Vormittag ist für mich gerettet.
Ich verzählemich meist immer, das war früher auch nicht so.
E g a l, Hauptsache es sind noch genug drin, wenn ich die aufgeraucht habe, dann wird es mir bestimmt wieder besser gehen.
Schnell noch einen kurzen Blick ins Portemonnaie, das auch immer griffbereit auf dem Küchentisch neben den Reserveschachteln liegt.
Reicht das Geld heute noch für den Nachschub, denn **z w e i** Schachteln brauche ich unbedingt noch bis zur Nacht, dazu gezählte 20 Stück, die ich noch in der Reservepackung habe.
… Bis zu drei Schachteln Zigaretten rauche ich jeden Tag.
Einfache Rechnung, 3 x 7 = 21 Euro täglich, mal 30 Tage im Monat?
Oh mein Gott.
Besser ist, ich rechne nicht weiter und ich will jetzt auch nicht weiterrechnen, es fällt mir einfach zu schwer.

*

… Im Portemonnaie ist mal wieder Ebbe und es ist dazu noch Monatsende, mein Konto ist bis zum Ersten leergefegt, erst dann gibt es wieder Lohn.
Ich werde mir mal wieder von Mutter was leihen, hoffentlich macht sie mich dann nicht schon wieder ganz nieder,
weil mir einfach nicht zu helfen ist,
mit meinem **P a f f e n**.
Diese Stinkerei im ganzen Haus.
Doch ich rieche das gar nicht so schlimm und sicher hält sie mir wie jedesmal vor,
wie viel Geld ich ihr noch schulde, nur weil sie mich mal wieder aus meiner Sucht retten muss,
Ich lebe bei Mutter mietfrei und ihr Auto kann ich auch fahren, wann immer ich will.
Dafür bin ich ihr auch sehr dankbar und helfe ihr im Haus und Hof so gut ich kann.

-16-

Egal wie es ist, es ist für mich gut so wie es ist, denn sonst läge ich wahrscheinlich schon längst auf der Straße.
Besser ich denke jetzt nicht weiter darüber nach.

… Ja, ja,
es ist schon ganz schön schlimm um mich
bestellt, das ist mir schon lange klar.
Nur, ich will davon nichts wissen, ich brauche
die Zigaretten und das **R a u c h e n**,
ich kann nicht anders
und ich will eigentlich auch nichts anderes.
Obwohl ich, ganz ehrlich gesagt,
in meinem tiefsten Inneren anders möchte;
N i c h t r a u c h e r werden,
Nichtraucher sein.
Ja, ja, ein schöner Widerspruch, mal ja,
mal nein,eben ganz schön doof, was da in
meiner Raucherbirne so alles rumgeht,
wenn man nicht anders kann.

*

… Etliche Versuche das Paffen aufzugeben,
sind bei mir gescheitert,
Also sitze ich schön weiter in meinem
geistigen **K n a s t,**
ohne jemals ausbrechen zu können,
bis zum Ende meiner Tage.
Ja, eine traurige Aussicht, die mir da noch so
bevorsteht.
… Wie spät ist es eigentlich,?
sieben Uhr, ich komme morgens einfach nicht
in die Puschen, die morgendlichen
Rauchrituale halten mich immer ganz schön
auf und benebeln mich, ich muss doch zur
Arbeit.

Hoffentlich hat mir Mutter gestern Abend noch die Brote zum Mitnehmen eingepackt, wenn ich die noch selbst schmieren muss, dann komme ich wieder mal richtig zu spät zur Arbeit.
Ich werde jetzt mal runtergehen in ihre Küche und nachsehen.

*

… Ganz leise und vorsichtig schleiche ich mich die Treppe zu Mutters Etage herunter, die Zigarette noch im Mundwinkel und das Treppengeländer mit beiden Händen fest im Griff, Stufe für Stufe. Die letzten drei Stufen der alten Holztreppe knarren immer ganz laut, da muss ich höllisch aufpassen, denn wenn Mutter schon auf ist und sich in der Küche zu schaffen macht, dann hört sie, wie ich runtergeschlichen komme.
Vater ist schon lange tot und kann mich nicht mehr zurechtstauchen.
Ich hatte auch nie ein gutes Verhältnis zu ihm, war eben ein mitgebrachtes Kind aus Mutters früherer Ehe.
Mutter war für mich immer der beste Kumpel.

*

… Und tatsächlich,
da steht sie mit Morgenrock und mit Lockenwicklern im Haar und „Tarzan" bei Fuß, unser Hauspinscher, beide wie immer mit knurrigem Gesicht wartensie schon unten vor der letzten Treppenstufe.
Sehr böse sieht sie heute Morgen wieder aus, wie jeden Morgen, wenn ich spät dran bin.
Denn sie bangt immer mit mir mit, dass ich pünktlich zur Arbeit komme,
Schon allein wegen der vielen Abmahnungen vom Chef zum Rausschmiss.
… „Mein „ Chef" das ist noch einer vom alten Schlage.
Raubeinig, grob und fordernd und vor allem kein Herz für Raucher.
In seinem Schlosserbetrieb istmein unpünktliches Erscheinen nicht mehr tragbar und mitziehbar.
Ich solle nun die Abmahnungen endlich ernst nehmen und dasser mich rausschmeißen werde, wenn sich das nicht bessert.
Was jetzt noch vor der letzten Treppenstufe kommt, das kenne ich auch schon viel zu gut.

*

… Christoph,
wie oft willst du noch zu spät kommen,
wie oft, wie oft und noch mal wie oft.
Kannst du dich denn nicht mehr zusammenreißen, tue mir doch endlich mal diesen großen Gefallen,
und lass mich nicht immer betteln.
Das ging doch früher alles besser mit dir und mach bloß die stinkende Kippe aus.
…“**T a r z a n**“ bellt im Takt mit Mutters Geschimpfe und ist wohl auch ihrer Meinung.
Es ist zum Mäusemelken mit dir, Zeit zum Frühstücken ist nicht mehr, Brote zum Mitnehmen liegen auf dem Tisch und mach jetzt bloß, dass du wegkommst, fahr langsam mit meinem Auto und baue mir keinen Unfall auf den letzten Drücker.
Mutter, du hast ja wie immer recht antwortete ich kleinlaut mit meiner Raucherstimme und weiter bettele ich, bitte leih mir etwas Geld, fünfzig Euro wären gut, es ist Monatsende, du weißt , ich bin dann immer ganz knapp bei Kasse und du kriegst es auch bestimmt zurück.
Mutter kannte das frühmorgendliche Bettelritual zum Monatsende, sie sagte nichts weiter,
ging in die Küche, holte ihr Portemonnaie aus der Handtasche und gab mir das Geld, mit den Worten.

… Heute ist Montag und Donnerstag ist Monatsanfang, also der Erste,
ich hoffe, du vergisst die restlichen Schulden nicht, die du noch bei mir hast.
Ich bedankte mich mal wieder ganz höflich bei ihr trotz meines Raucherhustenanfalls, der mich gerade überfiel, schnappte mir die zurechtgelegten und sorgfältig eingepackten Frühstücksbrote aus der Küche und eilte aus dem Haus.

*

… Die Fahrtzeit zur Arbeitsstelle in der Schlosserei ist nur kurz, aber heute mal wieder mit viel Verspätung.
Und wie ich schon geahnt habe als ich auf den Parkplatz der Schlosserei fuhr, winkte mich mein Chef durch sein Bürofenster zu sich hinein und jetzt nach Mutters Standpauke die nächste vom „Chef"

…Das ist das letzte Mal mit der Unpünktlichkeit, er habe Terminaufträge und Kunden machten ihm das Leben schwer, dass alles in Verzug geraten würde,
… und dabei hätte ich mich doch fast noch vor Schreck mit der glimmenden Kippe, die ich in der hohlen Hand versteckt hielt „verbrannt".

Aber ist zum Glück noch mal gut gegangen, sonst wäre er auch wieder mit seinen dummen und flotten Sprüchen darauf herumgeritten, die ich auch schon alle kenne,
… mit dem Rauchen geht alles sehr pünktlich zu, aber mit der Pünktlichkeit zur Arbeit geht das wohl überhaupt nicht.

Wieder mal gab ich kleinlaut bei, mit dem Versprechen, dass es diesmal wirklich das allerletzte Mal sei und ich künftig pünktlich zur Arbeit komme.
Nur gut, zum Glück meldete sich hierbei mein Raucherhusten nicht.
Erst mal hatte ich ihn beruhigt, aber sein hochroter Kopf und nach seinem Gesichtsausdruck hat er mir wieder mal nichts geglaubt.
Alles stand schon lange auf der Kippe und es war nur noch eine Frage der Zeit, bis ich endgültig rausflog.
…Meine Tätigkeiten in der Schlosserei laufen in einer täglichen monotonen Routine ab, sodass es keine gedankliche Anstrengung und Konzentration braucht.
Doch genau das ist der Punkt in meinem Suchtgedächtnis, ich habe nämlich immer genügend Zeit, mich im Hamsterrad meiner Rauchersucht zu bewegen.

Meine Gedanken sind fortwährend mit dem Paffen beschäftigt.
… Wann ist die nächste Pause oder der Toilettengang, sollte ich mich doch kurz bei meinen Kollegen abmelden, um heimlich zu paffen oder halte ich noch bis zur Pause durch.

*

… Das Gedankenkreisen um die Zigarette will einfach nicht aufhören und Minuten können so lang sein, von den Stunden ganz zu schweigen, bis zur nächsten Zigarette.
Nur wenn der Chef wieder dahinter kommt, dass ich nicht am Arbeitsplatz bin, dann gibt´s wieder neuen Ärger.
Also muss ich durchhalten, bis die Werkstattsirene die Frühstückspause einläutet.
… Geschafft, die Sirene ist zu hören,
Oh – man, was kam mir das heute wieder lange vor.
In den Pausen ist mir das Essen gar nicht so wichtig, aber meine Zigarette.

*

In Pausen, mit meinen Raucherkollegen um den Aschenbecher sitzen, das ist immer ein lustiger und geselliger Spaß, mit viel Gerede über das Rauchen und natürlich auch mit viel Unsinn verbunden, ganz locker und vor allem nicht anstrengend für mich.
Wir paffen uns gegenseitig was vor und machen uns schön lustig über so manchen Nichtraucherkollegen.
Aber auch mit viel gegenseitigen Trost und Argumenten, dass wir **Raucher**sind und die anderen eben nicht.

*

… Der Feierabend rückt näher, mit dem fiebernden Blick zur Werkstattuhr, noch eine halbe Stunde, jedoch im Widerspruch mit dem Kampf meiner inneren Uhr, dem Schmacht nach einer Kippe.
Oh, oh, Minuten können wieder sehr lang werden, wenn die Sucht anfängt zu drängen und nicht aufhören will,mit der inneren Stimme die mir sagt:
Wo bleibt die Kippe, Christoph?

Dann die ersehnte Feierabendsirene, schnell alles hinwerfen, die Aktentasche packen und im ganz eiligen Schritt raus, aus dem Werkstattkäfig, vorbei am Fenster vom Chefbüro der zum Glück nicht zu sehen ist.

*

… Draußen erst mal richtig und ganz tief Luft holen mit dem Gefühl, endlich frei, ohne Zeitdruck und kein Chef weit und breit.
Oh, tut das gut, mit zitternden Händen der Griff in meine Jackentasche, gewohnheitsmäßig immer rechts.
Nur, wo habe ich die Packung Zigaretten?
Linke Hosentasche, alle Jackentaschen abklopfen, wo um Gottes willen habe ich bloß die Schachtel gelassen?
Ein Schauergefühl mit Schwitzen und erhöhtem Blutdruck, in Panik.
Wo sind bloß die Zigaretten geblieben?
Das Feuerzeug ist da.
Hastig reiße ich die Aktentasche auf und da liegt sie, die heilige Packung, neben der Frühstücksdose. Ich hatte sie wohl ganz in Gedanken der Feierabendeuphorie in die Aktentasche geschmissen.

Nun ja, jetzt ist alles gut und ich kann mich wieder abregen. Nur jedesmal überkommt mich dieses Panikgefühl, wenn ich nach Zigaretten suchen muss, denn das ist dann gar nicht mehr lustig für mich.
Hätte ich wieder mal die Packung auf dem Tisch im Pausenraum vergessen und wie ich meine Raucherkollegen kenne, einer hätte die Packung
eingesteckt und wieder wären 7 Euro für den Mülleimer weg.
Das ist nichts Neues und mir schon viele Male passiert.
Wahrscheinlich auch deswegen diese Panikausbrüche, wenn ich anfange nach Zigaretten zu suchen.
Das Zittern meiner Hände hatte sich durch den Schreck verstärkt.
Aber doch noch schnell eine Kippe aus der Schachtel ziehen und ab in den Mundwinkel, wobei welcher Winkel mir egal ist, anzünden und wieder und wieder tiefe Lungenzüge und noch mal und noch mal und alles schön verbunden mit der frischen Luft.
Oh, oh, das tut „**g u t**“.
Das mächtige Gefühl von Freiheit und Selbstbestimmung, ohne Zeitdruck und ohne einen mürrischen Chef oder Nichtraucherkollegen im Rücken.

… Die Rauchergeselligkeit geht für mich wie jeden Feierabend noch weiter.
Und nun ab in meine Stammkneipe,
wo schon ein Haufen Biere und ein Haufen Raucherkumpels auf mich warten.
Gleich nach Hause von der Arbeit fahre ich nie, denn die anstrengenden und nervlichen Vorhaltungen von Mutter,
R a u c h e n i s t u n g e s u n d
das kostet ein Vermögen und würde ich auch noch mit meinem Chef auf der Arbeit zurechtkommen.
Das ist mir einfach alles zu viel.
In meiner Stammkneipe mit Kumpels geht alles viel verträglicher zu, lustig und feuchtfröhlich bei Bier und Zigaretten den ganzen Abend.
Nur das Bier schmeckt nicht mehr so gut wie früher, weil das Paffen vor der Kneipe stattfindet und das Bier in der gemütlichen Kneipe bleiben muss.
Diese scheiß Rauchergesetze,
im Kalten bei Regen, Sturm und Frost vor der Kneipe um einen großen Aschenbecher stehen und paffen, das geht ja gar nicht und ist überhaupt nicht raucherfreundlich und ist auch wie jeden Abend ein Thema unter Raucherkumpels.
… Trotz allem, was für ein schöner Kneipenabend.
Denn das hat mich heute mal wieder nicht viel gekostet.

So manches Bier und viele Zigaretten haben die Kumpels ausgegeben, was auch irgendwie wichtig war, denn es geht ja auf Monatsende zu,
da muss schon ganz schön mit meinem Zigarettengeld kalkuliert werden.
Kurz vor 24 Uhr, der Kneipenwirt macht auch schon einen ganz müden Eindruck.
Es ist Feierabend in der Kneipe und wird Zeit nach Hause zu fahren.

… Es wird wieder eine sehr kurze Nacht für mich werden, mit wenig und unruhigem Schlaf.
Schnell wechsel ich noch Kleingeld für den Zigarettenautomaten.
Viel Kleingeld sage ich zum Wirt und ich hoffe, der Automat funktioniert auch wieder.
Nicht wie letztes Mal.
Geld rein und keine Kippe raus.
Der Wirt hat in seiner alten Kneipe einen ebenso alten Zigarettenautomaten ohne Bankkarte.
Mein Konto ist sowieso immer im Minus und am Ende des Monats weit überzogen.
Also … Geld rein,
Aha, 3 Packungen fliegen raus, na, dann bin ich ja beruhigt, weil es sonst immer Stress mit dem Wirt gibt, wenn der Automat plötzlich streikt und Geld zurück gibt´s nicht, wir sollen uns an die Automatenfirma wenden.
Nur davon hätte ich jetzt mitten in der Nacht keine Zigaretten und hatte schon etliche Male Herzklopfen beim Geldeinwurf.

Woher also mitten in der Nacht Zigaretten
kriegen.
Vielleicht streikt der nächste Automat in der
Nachbarschaft auch und was dann? .
Wie sollte ich dann die Nacht überstehen
so meine Ängste und Bedenken.

… Schnell esse ich noch zwei trockene
Brötchen, die ich täglich beim Bäcker immer
frisch kaufe und ich inmeiner Aktentasche mit
in die Kneipe nehme.
Das hat für mich immer einen ganz wichtigen
Grund, den nur die wenigsten kennen.
Vor der Nachhausefahrt schlinge ich die
Brötchen kurzerhand in mich hinein,
denn es könnte ja doch mal sein, dass die
Polizei mich anhält, dann hätte ich ein
Führerscheinproblem, mit Alkohol am Steuer.
Frische Brötchen nämlich pegeln den
Alkoholspiegel herunter und saugen den
Alkohol förmlich auf.
Ich habe so ein etwas sicheres Gefühl, die
Fahrt nach Hause gut zu überstehen.
Ich hoffe, heute Nacht geht auch wieder alles
gut.
Doch die Angst fährt immer mit mir mit.

*

… Einmal war ich meinen Führerschein wegen Trunkenheit für lange Zeit los.
Was folgte, war mit viel Geld, Ärger und Problemen für mich verbunden.
Idiotentest, (MPU), die Medizinisch psychologische Untersuchung. Da war ich das erste Mal doch glatt durchgefallen. Vor der zweiten (MPU) Wiederholung, auf die ich zwei Jahre für die Zulassung warten musste,
habe ich mich von einem Psychologen vorbereiten lassen und tatsächlich auch bestanden.
Aber so waren mittlerweile auch gut vier lange Jahre ohne Fahrerlaubnis vergangen.
Eine lange Zeit, in der ich mich sehr behelfen musste, mit viel Abhängigkeit von anderen.
Doch mit der bestandenen (MPU)
hatte ich noch keinen Führerschein,
den musste ich im Nachhinein ganz neu machen, als Fahrschüler mit Fahrprüfung in einer Fahrschule.
O.k. bestanden und alles gut.
Wie ich schon sagte, heute Nacht fährt die Angst
wieder mit mir mit.

Hoffentlich ist Mutter nicht mehr wach, denn ab und zu wartet sie schon auf mich und predigt mir wieder alles aufs Neue vor, rauchen, saufen, Führerschein weg und vielleicht noch ihr Auto kaputt, nächtelang unterwegs, morgens zu spät zur Arbeit und kurz vorm Rausfliegen.
Diese Predigt kenne ich schon lange und viel zu gut.

*

… Zu Hause angekommen, fahre ich ganz langsam auf unser Grundstück, das bis zur Garage ein längeres Gefälle hat.
Ich schalte den Motor aus, lasse das Auto lautlos in die Garage rollen.
Das ist alles problemlos, weil ich das Garagentor für diese Schleichfahrt immer offen lasse.
Ganz leise aussteigen und keine Autotür zuknallen, nur die Tür leicht ins Schloss mit leisem Klick anlehnen.
… Das Garagentor macht nachts zu viel Krach, also offen lassen und weiter im leisen Schleichgang vorbei unter Mutters Schlafzimmerfenster bis zur Haustür.
Den Atem hatte ich bis hierher angehalten, jetzt aber erst mal wieder ganz tief Luft holen, denn bei Aufregung bekomme ich immer so eine Luftnot, wahrscheinlich auch von meinem vielen Paffen und Bier saufen.

Schwer nach Luft geschnappt stehe ich nun vor der Haustür.
Jetzt den Schlüsselbund suchen und womöglich noch fallen lassen.
Das würde mit den vielen Schlüsseln erst mal so richtig mit hellem Klang in der Nacht Krach machen.
O.k. auch geschafft, aber den richtigen Schlüssel und das Schlüsselloch in der Dunkelheit zu finden, ist auch wieder so eine Kunst für sich.
Jetzt leise aufschließen, dass bloß Mutter nicht noch aufwacht
oder der Hund anfängt zu bellen.
Das ist alles schon passiert und dann konnte ich mir was anhören.

*

… Die Holztreppe zum Aufgang meiner Wohnung ist erreicht,
jetzt heißt es noch mal „aufpassen“ denn die ersten drei Stufen, wie auch morgens, „knarren“ sehr laut.
Das kriegt vor allem „Tarzan“, unser Nachtwächter, mit.
Mit etwas Anlauf mache ich gleich einen großen und leisen Satz auf die vierte Stufe.
Auch geschafft, Mutter und „Tarzan“ haben nichts mitbekommen.

Junge, Junge, das war heute Nacht wieder eine Achterbahnfahrt. Erst die halbe Trunkenfahrt und dann noch unser Haus erobern.
Das sind und bleiben immer sehr anstrengende und stressige Nächte.

*

… Nach dieser „Eskapade“ erst mal meine Küche ansteuern und ganz in Ruhe eine paffen, die Reservepackungen liegen immer noch auf dem Küchentisch, wo ich sie morgens als Notschachteln liegen lasse,damit ich keine Panik kriege. Denn es könnte ja doch mal sein, dass ich nachts kein Geld für Kleingeld habe oder der Kneipenautomat mal wieder streikt. Also weit genug nach vorne denken, damit ich nachts beruhigt sein kann und sich keine Entzugserscheinungen einschleichen.
Meine Hände sind wieder zittrig geworden, das macht mein schlechtes Gewissen vor Mutters Standpauken oder ist es doch die Sucht nach Nikotin.
Also, jetzt erst mal eine Kippe anstecken und tiefe, ganz tiefe Lungenzüge bis unten hin.
Am besten noch eine Kippe hinterher und noch eine dritte und vierte, nach all dieser Aufregung.

*

… Die ganze „Bude“ hier, ist schon ganz schön gelb von meinem Qualmen im Laufe der vielen Raucherjahre. Nicht nur die Tapeten , auch die Möbel haben **N i k o t i n** angesetzt.
Ich denke so, wie mag es wohl in mir drinnen aussehen, die Bilder auf den Zigarettenschachteln sehen ja ganz schön schlimm aus.
Aber ich tröste mich mal wieder selbst, viele Raucherfreunde rauchen und bleiben gesund.
Warum soll gerade ich vom Rauchen krank werden.
Nun gut, ich werde Mutter mal einen Gefallen tun und die ganze Qualmbude neu streichen oder auch tapezieren, vielleicht gibt es dann nicht mehr so viel Ärger und Standpauken wegen dem Paffen.

*

… Ich fange langsam an, mit meiner Müdigkeit zu kämpfen, mein Denken ist wirr und ohne jede Klarheit.
Ich werde noch den Fernseher einschalten, der wiegt mich immer so schön in meine **R a u c h e r t r ä u m e** und ab und zu auch in Albträume. Ich sitze auf meinem Bettrand, zum Umfallen „müde“.

Aber eine Zigarette werde ich noch rauchen zum Ausklang des Tages, die allerletzte Zigarette und dann nichts mehr für heute. Eigentlich wollte ich noch was essen, doch dazu bin ich schon zu müde.
Die Klamotten ausziehen geht auch nicht mehr, ich werde mich einfach aufs Bett fallen lassen, noch mit dem Glimmstängel in der Hand und schön hoch halten, damit es keine Brandflecken auf dem Kopfkissen gibt, sonst ist der nächste
„aber richtige“ Streit mit Mutter schon wieder klar.
Also nur nicht vergessen die glimmende Kippe auszudrücken.
Ich halte auch den Aschenbecher schön in meiner linken Hand, damit ich es bloß nicht vergessen kann, die Folgen wären **f a t a l,** denn einmal hatte ich doch glatt vergessen, die glimmende Kippe auszudrücken.
Gott sei Dank ist weiter nichts passiert, bis auf das Brandloch im Bettbezug, was Mutter natürlich nicht verborgen blieb und ein Nährboden für schlimme Standpauken war.

… Meine Gedanken schwinden im Kreis und ich bin unfähig zu jeder Regung.
Ich kann meine Augen kaum noch offen halten und doch schaffe ich es noch die Zigarette auszudrücken und mit dem Aschenbecher in der Hand **„s e l i g“** einzuschlafen.

Oh, oh, was für eine ewige Tretmühle.

E n d e

* * *

Eine analytische Sichtweise dieser täglichen „**T r e t m ü h l e**“ für das **Z w a n g** und **S u c h t** - Verhalten von „Christoph“

* * *

… Ja, liebe Leser,
hier haben wir das klassische Beispiel einer Raucherkarriere, mit einer hochgradigen Nikotinsuchtentwicklung, die in gut vier Jahrzehnten Zeit hatte, sich in Kombination mit Alkohol zu entwickeln und auszuprägen. Die Ernte dieser Karriere ist ein Suchtgedächtnis mit psychischer und körperlicher Abhängigkeit,
ohne jede Hoffnung, allein jemals aus diesem geistigen „**G e f ä n g n i s**“ auszubrechen, als ein Gefangener in sich **s e l b s t**.

A n a l y t i s c h

Zusammengefasst beschreibe ich ihnen noch einmal die wichtigsten Symptome,die das Suchtgedächtnis „**C h r i s t o p h**" für seine fortlaufende Nikotinsucht diktiert und so seine Sucht weiter in einer Toleranzsteigerung mit körperlicher und psychischer Abhängigkeit aufrecht und immer weiter in Gang hält .
Denn es wird fortlaufend mehr und mehr Nikotin gebraucht und konsumiert , für eine gleichbleibende Wirkung , um sich eben gut zu fühlen .
Durch diese Toleranzsteigerung allerdings werden die Suchtsymptome nur abgemildert und beruhigt , sodass der Weg für weitere Toleranzsteigerungen frei wird .

*

… Christoph leidet schon sehr lange unter Schlafstörungen und Atembeschwerden mit frühmorgendlichem, pathologischem, krankhaftem Raucherhusten, ausgelöst durch die angegriffene und eingeteerte Lunge, durch Nikotintoxine.

*

Nikotintoxine, konnten sich über Nacht im Schlaf sammeln und formieren, was sich früh nach dem Aufstehen im Gesicht abzeichnet. Mit geschwollenen und entzündeten Augen, verzerrten Gesichtszügen, glasigen Augen und dicken Tränensäcke, gepaart mit blauen Ringen unter den Augen und faltiger Gesichtshaut.

*

… Der zeitweilige **T r e m o r,** das Zittern der Hände ist ein Symptom bei Nikotinentzug, wenn über längere Zeit kein Nikotin konsumiert wird oder sich keine Möglichkeit dazu bietet.
Zum Beispiel: Über Nacht, nach dem Aufstehen oder auf der Arbeit, wenn sich das Suchtgedächtnis meldet, aber keine Möglichkeit sich auftut, schnell eine zu rauchen und Pausen vorerst nicht in Sicht sind.

*

… Die formalen Denkstörungen, mit allerlei Grübelzwängen, verbunden mit Gedankenkreisen.
Alles dreht sich im Denken um die Zigarette und das Rauchen.
Auch während der Schlafphasen meldet sich das Suchtgedächtnis mit Nikotinentzugserscheinungen, so dass der Schlaf abgebrochen werden muss oder innere Unruhe und Angst bestimmen die Nacht.
Wenn dann wieder eine Zigarette geraucht wird, beruhigt sich das vegetative Nervensystem.
…Angstgefühle aus dem Suchtgedächtnis diktieren **C h r i s t o p h,** wie schaffe ich mich durch den nächsten Tag.
Reicht mein Geld noch für den Zigarettennachschub und habe ich noch genug Reserveschachteln und wie viel Stück sind noch drin.

*

Ambivalenzen „die Widersprüchlichkeiten“ in seinem Denken , Fühlen und Handeln sind gemeint.
Das ja oder nein , aufhören oder weitermachen.
Ich bin eben zu schwach „**n e i n**“ zu sagen.
Ich brauche den Stoff und außerdem, ich habe schon einige Male versucht mit dem Rauchen aufzuhören und bin dann doch wieder dem Nikotin verfallen.
Die Nikotin und Giftsucht gehört einfach zu mir.
… Die täglichen Zwangsrituale im Rauchen halten Christoph immer wieder zu lange auf und so kommt er auch immer wieder in Zeitverzug durch seine Trödeleien und natürlich zu spät zur Arbeit.
Wichtiges von Unwichtigem einzuordnen oder zu erledigen, ist ihm unmöglich , da sein Denken sich im Wesentlichen mit dem Rauchen beschäftigt und vor allem anderen den Vorzug hat.
Eine Zwangsstörung hat sich daraus entwickelt.

*

… Christoph hat eigene Verhaltensstrategien erfunden und gut für seine Sucht perfektioniert, um vielen Unannehmlichkeiten wie Zurechtweisungen und Streit von vornherein aus dem Weg zu gehen.
Dazu gehört: Sich frühmorgens leise und ganz vorsichtig aus dem Haus zu schleichen, damit er nicht mit Mutter in Streit gerät oder die Nachtfahrt aus der Kneipe nach Hause und natürlich ganz wichtig, dem Chef aus dem Wege zu gehen und vieles mehr.
Eben wie ein Hase immer auf der Hut zu sein, um einen Haken zu schlagen.

Die **Nikotinsucht** bestimmt und dominiert seinen ganzen Tagesablauf.

Sein schwaches Selbstwertgefühl, weil Christoph im Alter von gut über fünfzig Jahren immer noch bei Mutter die Füße unterm Tisch hält und er sich für ein eigenständiges und unabhängiges Leben zu schwachund unfähig hält. Mutter ist ja noch immer für alle da, auch für seine Wäsche.

*

… Natürlich wie jeder süchtige Raucher redet sich Christoph sein Rauchen „**s c h ö n**“.
Mit den flapsigen Sprüchen, „andere rauchen viel mehr als ich und sind auch noch nicht gestorben“ u.s.w. .
Die deutlich abschreckenden Krankheitsfotos auf den Zigarettenschachteln mit körperlichen und psychischen Krankheiten übersieht er.
Ja, er bemüht sich sogar, bei jeder Zigarette, die er aus der Packung zieht, ganz bewusst „nicht „ hinzusehen und guckt tunlichst daran vorbei.
Dies tun auch die meisten Raucher,
weil die Nikotinsucht sie dominiert und das Verhalten diktiert.
… Diese Bilder wirst du dir nicht ansehen.

*

… Das Kettenrauchen, mit dem immer wieder schnellen Glimmstängel zwischendurch,
das summiert sich natürlich im Laufe des Tages bei Christoph bis zu drei Packungen Zigaretten am „**T a g**“.
Nur was er nicht weiß und eine Unterbrechung nie in Sicht ist, hält er seine Nikotinsucht damit am Laufen.

Vergleichbar mit einem Fahrrad, das auch immer gut geölt wird, damit es lange fährt und in Gang bleibt.

… **C h r i s t o p h**
rechnet alles um in Zigarettenschachteln. Nette Annehmlichkeiten wie ein Kinobesuch oder anderes sind nicht von Interesse. Bloß keine unnötigen Ausgaben und ganz wichtig, die Schachtel immer fest im Griff wie eine Frau, die ihre Handtasche nicht loslassen will.

*

… Auch zweifelt Christoph mittlerweile an seinem Rauchen mit Selbstvorwürfen. Wie konnte ich nur so tief der Sucht verfallen und vor allem wie komme ich jemals aus diesem Hexenkessel wieder heraus.

*

Die Geruchswahrnehmungen bei Christoph sind durch den ständigen Nikotinkonsum im Laufe seiner Raucherkarriere „abgestumpft“.

Er nimmt den kalten und abgestandenen Rauchgestank gar nicht mehr wahr und empfindet das als normal und in Ordnung. Nichtraucher hingegen, mit einem gesunden Geruchssinn, rümpfen die Nase.

*

… Den ganzen Tag, von früh bis spät, ist Christoph gedanklich nur mit dem Rauchen beschäftigt.
Die Konzentration auf etwas anderes ist ihm so gut wie nicht möglich, vor allem, wenn sich seine Entzugserscheinungen melden.

*

… Die Stimmungslage bei Christoph ist labil und variabel als rezidivierende
(wiederholende)
Verstimmung in Niedergedrücktheit und Depressivität, was sich im Laufe des Tages durch sein fortlaufendes Rauchen verbessert.
Vor allem „am Abend“ in seiner Stammkneipe, wenn der Nikotinhaushalt vom Tage gut gefüllt ist und mit Zigaretten und Bier sich bis zur Höchststimmung steigert.

… Eine rezidivierende Stimmungslage, das sind wiederholende Erlebnisreaktive, also Reaktionen mit Erinnerungen. Versagungen und Wertlosigkeit aus seiner Raucherkarriere, sich klein und nutzlos zu fühlen. Keine Eigenständigkeit zu besitzen und von Mutters gutem Willen noch im hohen Erwachsenenalter abhängig zu sein, was durch den Nikotinkonsum noch zusätzlich gefördert wird.
Diese Denkmuster drücken Christoph zeitweilig destruktiv nieder.

*

Zum Schluss noch einige
Wichtige Leitlinien für nikotinsüchtige Raucher.

*

… Bei fortlaufendem Konsum **p s y c h o t r o p e r** Giftsubstanzen, dazu gehören auch Nikotintoxine. gelangt das Nikotin über den Blutkreislauf zum Gehirn, durch die Gehirnblutschranke und dringt weiter in das zentrale Nervensystem (ZNS) bis ins Gehirn und denRückenmarkkanal ein.

… Und der Weg ist frei für schwere psychische und physische Erkrankungen.
… So machen die Nikotingifte die Gehirnblutschranke durchlässig, also stoppen das Nikotin vor der Sicherheitsschranke nicht mehr ab, so dass sich das Nikotin im ganzen Körper streuen kann, mit Befall an den verschiedensten Organen…
Die Gehirnblutschranke ist eine Art Sicherheitsschranke gegen Vergiftungen.

* * *

… Die Symptome aus dem „**S y m p a t h i k u s**", dem vegetativen Nervensystem, wie Schwitzen, Luftnot, Herzrhythmusstörungen, Hypertonie (Bluthochdruck) schon bei geringen Anstrengungen wie Treppensteigen, zu schnellem Gehen, sportliche Aktivitäten und auch im Arbeitsbereich sind nur schwer möglich und würden den ohnehin geschwächten Körper überfordern. Zur eigenen Beruhigung werden diese Alarmzeichen von allen Rauchern schöngeredet.
„Wie", es ist doch alles nicht so schlimm, es gibt noch viel Schlimmeres u.s.w..

*

… Psychische Krankheiten, das sind Gehirnfunktionsstörungen, wie Denk-, Gedächtnis- und Sprachstörungen bis hin zu organischen Psychosen und Demenzkrankheiten, auch durch Nikotinsucht gefördert und verursacht.

*

… Soziale Störungen,
das ist das unangepasste Verhalten in sozialen Situationen.
Als erste Anzeichen für Neurosen, mit psychischen Symptomen, gefördert durch Nikotin – und Alkoholtoxine.

*

… Durch Nikotin verursachte Folgeschäden sind ernstzunehmende Ursachen, die nicht geschönt dargestellt werden sollten.

Ja, liebe Leser,

das ist die traurige **P r o g n o s e** einer Rauchersucht oder auch Giftsucht.
Süchtige, die bis zu einer Tonne Nikotingifte mit Ihrem Suchtverhalten im Laufe einer Raucherkarriere in sich hineinpumpen.
Das hält kein Organismus aus,
das kann kein Organismus verkraften,
das muss den Körper bis zum höchsten Grad **s c h ä d i g e n** und krank machen.
Man könnte auch sagen, eine schleichende und unmerkliche Vergiftung des **O r g a n i s m u s** mit dem „**T o d**“ auf Raten.

E n d e

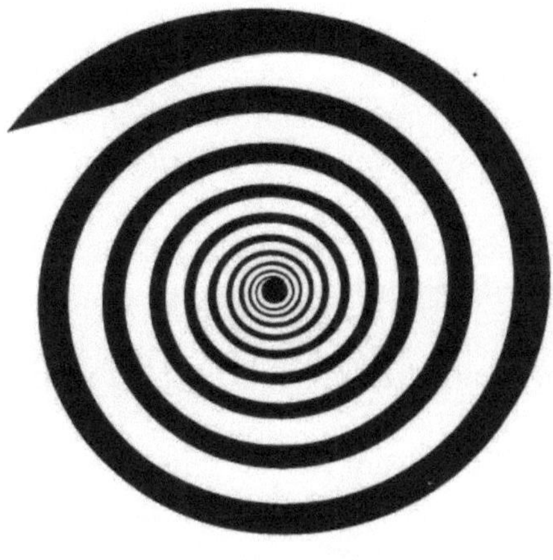

K a p i t e l 2

Die Biographie:
Eine falsche Weichenstellung
für mein Leben.

* * *

Nun, liebe Leser,
sind wir angekommen in dem Lebensweg von
C h r i s t o p h,
der mit vielen unbewussten
Neurosenprägungen schon sehr früh den
Nährboden für seine Suchtentwicklung geebnet
hat.
… Als „**I c h S y n t o n**" das ist ein
Fachbegriff in der Psychotherapie, was
bedeutet,
das Suchtverhalten von Christoph gehört
untrennbar zu ihm.
Der Nikotinkonsum ist Teil seiner Denkmuster
und Impulshandlungen geworden, ohne dieses
willentlich wieder umkehren oder unterbrechen
zu können.
… Christoph ist in den 1960er-Jahren geboren,
in einer Zeit, die noch als eine moralisch und
sittlich sehr zugeknöpfte Zeit galt und sich die
revolutionäre Zeitepoche gegen die
übersteigerte Moral und Sittlichkeit in
Deutschland der Nachkriegszeit stellte.

*

Da war die Rockmusik, die aus England und Amerika mit langen Haaren und Jeansmode prägend nach Deutschland zu den Jugendlichen überschwappte.
Sehr zum Wohlgefallen der Friseure mit scharfen Scheren, aber sehr zum Missfallen der Eltern. Die „Bikini“ Bademode hielt Einzug in Deutschland, auch sehr zum Wohlgefallen für junge Mädchen und zumMissfallen von Erziehern und Eltern, aber zum Gefallen der Jungs.
Der kurze, bis sehr kurze Minirock hatte schon seinen festen Platz bei den Mädchen eingenommen.
Die Gammler und die Rockerclubs.
Die Antibabypille und „Beate-Uhse“ mit ihren Erotik und Sexshops, grenzte in dieser Zeit an den strafrelevanten Bereich. Und da war noch die Kmeipen und Diskothekenkultur, mit Alkohol und
Z i g a r e t t e n, welche schon ihren festen Platz in der Jugendrevolution hatten und nicht mehr aufzuhalten waren, was innerhalb von Peergruppen, auch Jugendgruppen genannt, regelrecht erwartet wurde, um dazugehören zu können.

… Dazugehören um jeden Preis, das war damals die Devise.
Um frei zu sein von dir sollst und du musst und das darfst du nicht.
Schlager, Heimatmusik und andere Traditionen waren endgültig ausgemustert.
… Das neue „**H e u t e**" hatte Einzug in den Medien der Bravo Jugendzeitschrift, den Radio – und Fernsehsendern, bis nach Hause in die eigenen vier Wände, Einzug gehalten.
Und das alles sehr zum großen Missfallen für Eltern und Erzieher, die kopfschüttelnd an die Grenzen ihrer Belastbarkeit gerieten
Und all dem Unbekannten doch ängstlich gegenüberstanden.

*

… Beginnen wir aber mit dem frühen Werdegang von Christoph,
der in den 1960erJahren in einer **R a u c h e r f a m i l i e** aufgewachsen ist.
Einer geprägten Raucherkultur in den Kleinstädten am Teutoburger Wald und dem Weserbergland in Ostwestfalen.
Zur damaligen Zeit waren das die Hochburgen der Zigarettenherstellungen in Heimarbeit für die Zigarettenindustrie, wo auch im Innenverhältnis für das Zigarrendrehen die ganze Familie samt Kinder eingespannt wurde, so auch **Christoph**.

Dieses war ein wichtiger Arbeitsmarkt in der aufsteigenden Wirtschaft Deutschlands.

*

… Der Tagesablauf der Familie, mit Oma – Opa – Vater – Mutter – Christoph – und Bruder,
war immer gleich, was Christoph auch so wahrnahm.
Früh aufstehen mit unsanftem Wecken durch den älteren Bruder, anziehen und frühstücken. Wobei das Zigarrenschneide und Drehwerkzeug, samt Mengen von Zigarrenblättern immer die Hälfte des Esstisches einnahmen und der starke Geruch der dicken Brazilzigarren das ganze Frühstück samt Kaffeegeruch bei weitem übertraf.
Ein Geruch, der tief in das Unbewusste bei Christoph eindrang und ihn bis heute geprägt hat.

*

… Ein Tabakgeruch der über Jahrzehnte das ganze Haus vereinnahmte und Mobiliar, Wände, Vorhänge, Holzfußböden mit Ablagerungen von Schadstoffen überzog, was prägend für den Geruchssinn der ganzen Familie war. Da half auch das allwöchentliche Bohnerwachsen der alten Holzdielen nichts. Der Tabakgeruch hatte schon seinen festen Platz im Haus erobert und wollte nicht weichen.

*

… Doch da gab es einen kleinen und feinen Unterschied für das Geruchsempfinden der Familie.
„**C h r i s t o p h**“, sein Geruchsempfinden … Denn er nahm wegen seiner angeborenen „Vulnerabilität“ die sensible Empfindsamkeit für Wahrnehmungen und Umwelteindrücke, den Hausgeruch mit Opas und Vaters Rauchen um ein Vielfaches intensiver und stärker auf als bei einer normalen Geruchsaufnahme.

Opas und Vaters Qualmerei, gepaart mit dem ohnehin hauseigenen Zigarrengestank bei der Zigarrenherstellung, war bei Christoph die ganze Kind und Jugendzeit hindurch, bis heute in seinem Denkmuster und Suchtverhalten in einem unbewussten Lernvorgang als
„I c h   S y n t o n" prägend übergangen und bedeutet, untrennbar zu der Persönlichkeit von Christoph gehörend.

*

… Und so vergingen die Jahre der Kindheit in diesem sich prägenden Tagesablauf.
Tag für Tag und Jahr für Jahr, bis zu seiner Einschulung in die Grundschule.
Die Anfänge der Einschulung für Christoph verliefen relativ normal, mit einer großen Zuckertüte und viel Euphorie für das noch Neue und Unbekannte.
Die gemischten I Männchen Klassen in Grundschulen.
So nannte man das damals, bestehend aus Jungen und Mädchen.
Es wurden bis zu fünfzig Schüler in einer Klasse eingeschult.
Kindergärten wie es sie heute gibt, als Vorbereitung für die Einschulung, gab es zur damaligen Zeit noch nicht.

Und hier, in den ersten Anfängen der Schulzeit wurden die **W e i c h e n** für Christoph prägend für sein weiteres Leben, ein Stück in die falsche Richtung gestellt.
Was damals in Deutschland in der Psychotherapie noch eher unbekannt war und Eltern und Erzieher nicht deuten konnten, das war Christophs Geschichte (Gen erbliche)
„**N e u r a s t h e n i e**“
((Nervenschwäche bei geistigen Überforderungen) mit Stressanfälligkeit, gepaart mit Legasthenie, (Lese- und Rechtschreibschwäche) und der Dyskalkulie (Rechenstörung).

*

… Alles in allem liebe Leser,
so ein richtiger Nährboden für Hänseleien durch Mitschüler und Denunzierungen durch Lehrer.
Aber auch Eltern, mit dem, „du musst“, andere können das doch auch,
W a r u m d u n i c h t.
Aber Christoph konnte nicht und wenn überhaupt dann brauchte er sehr, sehr lange für einfachste Lernvorgaben und es wurde damit abgetan,
der ist „**f a u l**“, der will nicht lernen.

Dass es ihm nicht möglich war oder nur schwer möglich war, wurde nicht erkannt.
Wie auch, in einer Zeit wo so vieles anders war.
… Schulnoten in den ersten drei Schuljahren fielen durch seine Leistungsschwäche in den wichtigsten Fächern entsprechend mit Mangelhaft oder Ungenügend aus.
Zensuren zur damaligen Zeit mit 5 oder 6 beziffert.
Und so entschlossen sich die Eltern zu einem Wechsel auf eine Sonderschule, einem Internat im Landkreis Hannover.

*

… Die Psychotherapie
hielt erst in dem 1976er Jahren Einzug in Deutschland und es konnte bis dahin Schülern mit den beschriebenen Lernschwächen keine therapeutische Hilfe angeboten werden,
und es konnten auch die tieferliegenden Gründe hierfür nicht eingeordnet werden.

*

… Im Internat angekommen,
was zur damaligen Zeit mit sehr hohen Schulgebühren verbunden und nur finanziell gutbetuchten Eltern möglich war.
Der Vater, als Elektromeister im eigenständigen Beruf, zu der Zeit ein sehr gefragter und lukrativer Beruf.
Das alles, um Christoph eine neue Chance für einen Neuanfang zu schaffen.
Die ersten Monate verliefen für Christoph auch wieder einigermaßen normal.
Doch dann wurden die Wegweiser für seinen Lebensweg noch einmal in die falsche Richtung gestellt.
Auch hier erkannten seine Mitschüler, Mädchen und Jungs waren hier unterteilt in getrennten Klassen, sehr schnell die Lernschwächen und das sich schon entwickelnde oppositionelle Fehlverhalten von Christoph, was natürlich auch den Lehrern nicht verborgen blieb.

… Ein neues Martyrium sollte nun noch einmal für Christoph beginnen.
Mit allen Hänseleien, Demütigungen, Denunzierungen und Leid, für einen neunjährigen Schuljungen,
der sich nicht zu helfen wusste und alles so hinnehmen musste.
Was sollte der Junge als Schutzbefohlener in diesem Abhängigkeitsverhältnis auch machen, vielleicht weglaufen.
Eine Flucht aus dem quälenden Martyrium und wie geht es dann daheim weiter.?
Alles erzählen.
Wer würde ihm glauben, viele Fragen auf die Christoph keine Antwort fand, mit vielen schlaflosen Nächten, Tränen und Angst vor dem nächsten Morgen.
Das Lehrerpersonal in den Schulen war aus der Nachkriegszeit der vierziger Jahre noch sehr geprägt auf Zucht und Ordnung.
Womit gemeint ist „**U m e r z i e h u n g**“,
mit Denunzierungen und Schlägen.
Für Jungen und Mädchen gleichermaßen und kein Verständnis für eine freiere und zeitangepasste Kind-Jugend Entwicklung einer neuen Zeitepoche.

*

… Und da war „**e i n e r**“, ja der eine Lehrer mit ausgeprägten sadistischen Erziehungsmaßnahmen, ein Überbleibsel aus der Hitlerjugend.
Ein kleiner, untersetzter Mann, der eher einem Feldwebel beim Militär glich als einem Lehrer,er war auch zugleich Betreiber dieses Privatinternates und somit auch Vorgesetzter aller anderen Lehrkräfte.
Ja und dieser eine Lehrer hatte auf den Schüler Christoph ein ganz besonderes Auge, was auch im Nachhinein nicht erklärbar oder ergründbar war, warum er sich gerade Christoph ausgesucht hatte.
Wahrscheinlich stellte Christoph ein leichtes „**O p f e r**“ für ihn dar, zum Ausleben seiner sadistischen Wesenszüge.
Boxschläge, Ohrfeigen, in der Ecke stehen, Bloßstellungen vor der ganzen Klasse, Geschrei und Drohungen.
Das waren die täglichen festen Erziehungsrituale dieses Lehrers.
Wobei er immer ein Lächeln im Gesicht hatte.

*

… Die Angst vor Bestrafungen ging um.
Tag für Tag und Jahr für Jahr.
Ein Martyrium das der Schüler Christoph drei lange Jahre hinnahm, bis das psychische Leiden so groß war, dass er weglief, nach Hause, da wo noch ein wenig vertraute Sicherheit und Wohlbefinden zu erwarten war.
Seine Eltern erfuhren erst jetzt von den Zuständen im „Internat“ für schutzbefohlene Kinder.
So lange hatte sich Christoph verschwiegen mit all dem Leiden und aufgestauten Ängsten, was schon tiefe Narben in seiner Psyche hinterlassen hatte.

*

… Die Eltern waren entsetzt über die Tyrannei, nahmen Christoph aus dem Internat und stellten Strafanzeige.
Auch viele andere Eltern mit erheblichen Bedenken und Befragungen ihrer Kinder folgten diesem Vorgehen.
Das Internat wurde daraufhin von Amtswegen geschlossen und in einem Großaufgebot von Polizei, Jugendamt, Ärzten und Seelsorger wurden alle Jungen und Mädchen in einer nächtlichen Überraschungsaktion mit Bussen in Sicherheitsverwahrung gebracht und auf dringliche behördliche Anordnung dem Schulleiter der Prozess gemacht.

*

… Christoph, mittlerweile dreizehn Jahre alt, hinken die traumatischen Erlebnisse aus Grund- und Internatsschulzeit bis heute prägend nach und es hatte sich bei ihm ein aggressives und oppositionelles Verhalten, durch diesen Hospitalismus (langer Heimaufenthalt) ausgebildet.
Ein psychischer Schutzwall als eine Verpanzerung um seine Seele herum.
„Keiner soll mir mehr wehtun“.

*

… Und jetzt, in den frühen Anfängen der Pubertät als Dreizehnjähriger angekommen, kompensierte Christoph seine seelischen Wunden mit den ersten Anfängen des heimlichen „**Rauchens**“.

-65-Ganz unmerklich für alle und ab und an aus Opas und Vaters Zigarren- und Zigarettenkiste…
Was Christoph da noch nicht wusste, das war der starke selbstgedrehte Tabak in Zigarettenpapier oder auch Zeitungspapier oder irgendeinem Papier, wenn Opa oder Vater nichts anderes zur Hand hatten.
… Mit der ersten Zigarette und Zigarre stellte sich bei Christoph ein starkes Schwindel und Gleichgültigkeitsgefühl ein.

Eine Art Rauschzustand, verursacht und bewirkt durch die Nikotingifte, die nun in das noch ungeschützte und entwicklungsreifende, vorgeschädigte Gehirn mit Neurasthenie in mehrfacher Wirksamkeit eindrangen.
Für Christoph ein wichtiges Gefühlsempfinden die Vergangenheit hinter sich lassen zu können ,
in einer Art Betäubung.
Ja, ein **E g a l g e f ü h l** mit dem Denken darüber, nie wieder so etwas zu erleben.

*

… Es folgten Jahre der Pubertät und Adoleszenz, der Früherwachsen und Erwachsenenzeit mit einer Orientierungssuche der Lebensrichtung in den verschiedensten Arbeitsverhältnissen .
Tätigkeiten wurden angefangen und genauso wieder unterbrochen, aufgegeben oder sofort wieder beendet, wobei das Neurasthenische Syndrom, die (Überlastungsanfälligkeit bei Nervenschwäche) ausschlaggebend dafür war.
Lehren, Hilfsberufe, Arbeitslosigkeiten mit gestreckten Zeiten des „gar nicht Wollens“, begleitet von seiner psychischen Labilität, ließen Christoph immer wieder in eine tiefe Hoffnungslosigkeit fallen.
Verständnis oder Hilfe waren nicht zu erwarten.

Und es sollte wohl alles so beim Alten bleiben, mit dem immer Hinfallen und einmal mehr Aufstehen als liegenbleiben.
Ein ständig kräftezehrender Balanceakt, mit der realen Welt und dem psychisch angeschlagenen Christoph mit Selbstzweifeln und Verunsicherungen, die schon lange bei ihm Einzug gehalten hatten mit dem ständigen Grübelzwang „warum ist das bei mir so“.
und bei anderen alles so anders.
…Und so ging es bis zu seinem gut fünfzigsten Lebensjahr, in den verschiedensten Berufsbereichen, weiter im Auf und Ab.

*

… Angefangen hat alles mit einer Lehre als Einzelhandelskaufmann, die aufgrund der äußerst schlechten Schulzeugnisse und Klassenwiederholungen eher einem Zufall für die Aufnahme glich und nur der guten familiären Beziehungen zu verdanken war, aber auch ebenso kurzfristig wieder abgebrochen wurde.
Denn „**hier**“konnte das Rauchen in den Maßen wie Christoph das als Jugendlicher schon gewohnt war, von der Arbeitsstelle nicht geduldet werden
Und es mache sich eine große Unlust für die Fortführung der Lehre bei ihm breit.

*

… Danach folgte die Lehre in einem Bäckereifachbetrieb als Konditor für die Kuchenherstellung.
Trotz seiner schlechten Schulzeugnisse eine neue Chance für Christoph, in der er sich aber sehr hervortat mit viel Freude, Talent und Spaß für das handwerkliche Fertigen und Lernen durch abgucken im Experimentieren von Konditorherstellungen.
Und tatsächlich,Christoph bestand die Abschlussprüfung der Fachausbildung.
Allerdings war sein Durchhaltevermögen in diesem Beruf auch hier eine Überforderung und damit ohne jede Zukunft.
Denn das Unbehagen mit dem ständigen Zeitdruck im Rücken,jede Nacht um drei Uhr früh aufstehen, um vier Uhr in der Bäckerei pünktlich sein und nie Zeit zum „**R a u c h e n**" haben, warauf die Dauer **u n m ö g l i c h.**
Christoph war eben sensibel für Stress und nicht belastbar.

*

… Was dann folgte war eine Umschulung und Ausbildung zum Betriebsschlosser, eine Förderung durch das Arbeitsamt, die auch erstaunlicherweise mit einem Abschluss beendet wurde.
Wieder war das Lernen aus der handwerklichen Tätigkeit ein guter Baustein für Christoph.
In der Psychotherapie wird das als **„l e r n e n a m M o d e l l"** durch Abgucken genannt und für Menschen mit einem neurasthenischen Syndrom ist das eine gute Möglichkeit zum Erlenen eines Berufes.
Aber auch hier wieder als Betriebsschlosser, die eingeschränkte Zeit für Raucherpausen mit vielen Folgeabmahnungen und letztlicher Kündigung.
… Es folgten lange Zeiten von Arbeitslosigkeit und verschiedene Aushilfsjobs als Taxifahrer und unter anderem als Lkw-Fahrer im Fernverkehr.
Den Führerschein, zur damaligen Zeit der Klasse 2 für große Lastkraftwagen hatte Christoph mit einigen Anläufen doch noch geschafft.

* * *

Und nun liebe Leser,
in diesem Beruf als Lkw-Fahrer im Fernverkehr hatte Christoph alle Zeit der Welt, seine Lunge mit der Droge „**N i k o t i n**“ rund um die Uhr einzuteeren.
Viel Zeit und Langeweile verstärkten sein Kettenrauchen in eine feste Gewohnheit mit einem erlernten Automatismus,
das sich Christoph als stabiles Verhaltensmuster im Laufe der vielen Jahren gut antrainiert hat
und ihm dadurch jegliche Wahrnehmung über die Kontrolle seines Zigarettenkonsums fehlte.
Einen erneuten späteren Berufswechsel zurück in eine Schlosserei, behielt Christoph bis heute bei.

*

… Eine analytische
S i c h t w e i s e aus dieser Biographie.

Liebe Leser,
aus den Anfängen der Biographie von Christoph
lassen sich schon viele psychische Störungsanteile erkennen, da sich eine „**S u c h t**“ mit zahlreichen komplexen Symptomen äußert.

*

… So die geprägten pathologisch kranken Denkmuster für das Rauchen , mit dem in der Kindheit wahrgenommenen Tabakgeruch über den Geruchssinn.
Das war der unbewusste Ursprung für die später sich entwickelnde Raucher- und Nikotinsucht bei Christoph, was einem Lernvorgang entspricht.

*

… Das Abgucken und Lernen von anderen, in diesem Fall das Abgucken und die Lernübernahme des zigarrenrauchenden **O p a s** und zigarettenrauchenden **V a t e r s.**
Der psychotherapeutische Fachbegriff dafür (Lernen am Modell).
Christoph hat schon früh gelernt, sich das Rauchen abzugucken.
… So auch in der Grundschule und im Internat, das hilflose Ausgesetztsein von Demütigungen und Martyrium, mit schlechtesten Schulnoten und Zeugnissen, lässt das Selbstwertgefühl und Selbstvertrauen mit Selbstzweifeln bei Christoph tief sinken.
Erschwerend kommt noch seine neurasthenische Veranlagung hinzu.

*

… Das alles liebe Leser,
sind schon wichtige Erreger für die Entwicklung und Ausbildung von **S u c h t,** mit psychischer und körperlicher Abhängigkeit.

*

… In meinem nächsten Kapitel
beschreibe ich Ihnen sehr detailliert den Ursprung mit Beginn der Raucherkarriere von **„C h r i s t o p h".**

E n d e.

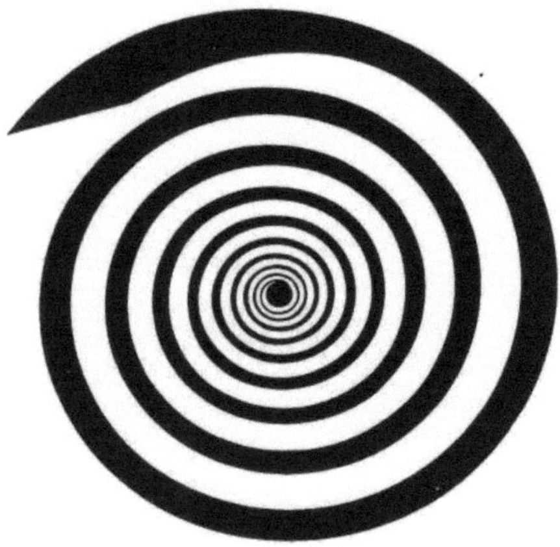

K a p i t e l 3.

Der Ursprung
meiner Raucherkarriere.

* * *

Nun liebe Leser,
aus der Biographie von Christoph entnehmen Sie die unglücklichen Lebensumstände und Vorboten für eine falsche und negativ geprägte Weichenstellung fürs Leben,
die Christoph weder verschuldet noch gewollt hatte. Aber kehren wir noch einmal zurück in seine Vorpubertät, in sein Alter von dreizehn bis vierzehn Jahre.

*

… Er war erst einmal frei geworden von Schule und Internat, Angst und Tyrannei und der „Ernst des Lebens“ hatten Einzug bei Christoph gehalten.
Berufswahl, Lehre, soziale Kontakte , Freunde, Freundin und **P e e r - G r u p p e n** (Jugendgruppen) mit all den Verlockungen und Versuchungen der revolutionären Zeitepoche der 1970er Jahre.

*

… Wie schon beschrieben,
versank Christoph in tiefe Krisen von Selbstzweifeln, seine Lebensrichtung zu finden und neu zu ordnen, eine „Balance“ für sich zu finden, was richtig oder falsch und vorteilhaft ist.
Das war ein **L a b y r i n t h**,
ein Irrgarten ohne Ausgang und als Vierzehnjähriger kann man sagen,
schwankt man noch zwischen Himmel und Erde, oben nichts und unten auch nichts.

*

So stolperte Christoph mit seinem vorgeprägten Rüstzeug fürs Leben als Vierzehnjähriger los,
allein und ohne Freunde, da er sich sozial ganz zurückgezogen hatte und ihm jegliches Vertrauen zu anderen verloren gegangen war.

*

… Aber er kannte einen älteren Nachbarjungen mit ähnlicher Vergangenheit in Schul- und Erziehungsproblemen, mit schlechten Schulzeugnissen, Aggressivität und Klassenwiederholungen.

Alles war ihm wichtig, nur das Lernen und sich Benehmen war ihm unwichtig.
Alles in allem dissozial, auch genannt antisozial.
So ein richtiger Nichtsnutz und Raufbold.
Da fiel beiden das Austauschen von Hassgefühlen und dem aufgestauten Frust der Vergangenheit nicht schwer.
Endlich mal was loswerden, psychischen Ballast und seelischen Müll.
Alles zusammenpacken und in die Mülltonne schmeißen, mit einem großen Deckel drauf um ganz abzuschließen, mit dem, was da noch weh tat an Erinnerungen.
Tief in der Seele.

*

… Nun , dieser ältere Nachbarkumpel, der zuhören konnte und für alles immer ein offenes Ohr hatte, aber eine Sprache im Lügen und Betrügen mit gespaltener Zunge hatte, dieser ältere Kumpel wurde Christophs Vertrauter und Lenker, sein eingeschworener **F r e u n d**.
Er war ja um ein Vielfaches älter und zur Leitfigur von Christoph geworden.

Ja und gerade der musste doch nun wirklich wissen wie alles geht und richtig ist im Leben, so dachte sich das Christoph ganz naiv
Wie sollte er auch unterscheiden können und er schloss sich ihm in Abhängigkeit als Wegbegleiter bedingungslos an,
ohne auch nur zu ahnen wohin dieser Weg für ihn führen sollte.

*

… Der Kumpel, das war schon ein pathologisch kranker Zigarettenraucher, mit stärksten schwarzen und hochgradigen Tabaktoxinen mit Teerinhalten als loser Tabak. Zur damaligen Zeit selbstgedreht, da Filterzigaretten teuer und wenig erschwinglich für Jugendliche waren, schob der Kumpel immer großzügig die selbstgedrehten und hochdosierten Kippen Christoph zu und immer mit seinen starken **S p r ü c h e n**, ganz tief und lange einatmen und wieder langsam ausatmen.
Du wirst merken, wie dir das guttut und es ist wie ein Rausch, alles wird leichter und leichter, mach weiter so.

… Und genau dieses ständig benebelte Bewusstsein tat unserem Christoph „**g u t**“
Labil und unwissend blind dem Kumpel folgend, waren damit die Grundbausteine für seine Nikotinsucht weiter ausgelegt.

*

… Das Herumstreunen mit dem Kumpel gefiel Christoph immer gut, denn das war neu für ihn, dieses mächtige Gefühl von Freiheit als Vierzehnjähriger.
Ein neues ihm bis dahin unbekanntes Glücksgefühl, dieses unbekümmert sein, was nicht mit Zwängen und Ängsten verbunden war.
Kein Lehrer weit und breit, der ihn tadelte und ihn vor der ganzen Klasse bloßstellte, ihn beschimpfte und bedrohte.
Ein mächtiges Gefühl umgibt Christoph, da sein Rauchen in dieser neuen Freiheit mit tiefen Lungenzügen ein Genuss war, und alles um ihn herum in Gleichgültigkeit versank, in einer **D e r e a l i s a t i o n.**
Das bedeutete ein eigenes Entfremdungsgefühl gegenüber allen Vertrautem in seiner Umgebung oder der Umwelt.
Zum Beispiel: Wo bin ich eigentlich hier, alles erscheint mir so fremd und unwirklich.
Sein Denken war eingeschränkt, seine Sinne und sein Bewusstsein in einem „**N e b e l**“ von Nikotin und Teer verschmolzen.

*

… In diesem Herumstreunen war die angefangene Lehre als Einzelhandelskaufmann auf die lange Bank geschoben und für Christoph nicht mehr von Wichtigkeit.
Eine unkontrollierte Leichtlebigkeit mit überzogenen „**s p ä t**“ abendlichen und nächtlichen Ausschweifungen waren die alltäglichen Vergnügungsauftritte, die jedoch nicht mehr „nur“ mit dem Leitkumpel erlebt wurden.
Denn dieser Leitkumpelfreund hatte schon lange einen gefestigten Kreis von Gleichgesinnten in einer sogenannten „**P e e r – G r u p p e**“.
Einer kleinen gefestigten und oppositionellen Jugendgruppe, wo Christoph nun eingeschleust und als festes Mitglied in der Gruppe eingeschworen wurde.

Nun, das war jetzt aber noch mal ganz toll für Christoph mit einem zusätzlichen Schub von Hochgefühlen, denn da waren ja alles gleichgesinnte Kumpels, die mit Schulterklopfen viel Lob und Anerkennung für schlechte Eigenschaften und Taten lobten und belohnten …
Das hast du gut gemacht „**Christoph**“,
mach so weiter, wir mögen dich.
Endlich gelobt zu werden und dann noch von Raucherkumpels, einfach toll.

*

Na liebe Leser,
wie Sie sich wohl denken können, kam das bei unserem Christoph mit seinem schwachen Selbstwertgefühl und Selbstbewusstsein bestens an.
Bei Christoph stellte sich ein Hochgefühl ein, nun endlich angekommen zu sein.
… **Ich bin doch wer**.
… **Ich bin doch jemand.**

… Je aufsässiger und aggressiver außerhalb der Gruppe die Ellbogen gebraucht wurden, auch querulantes Verhalten gegenüber den Eltern gehörte dazu, desto mehr Lob und Anerkennung dafür wurden in der Gruppe gegenseitig verteilt.
Lob und Anerkennung, das waren die Ansprachen, die für Christoph neu waren und nur wie er glaubte, in dieser
„**P e e r – G r u p p e**“
zu erreichen waren.
Die alten aufgestauten Hassgefühle konnten an anderen ausgetobt und ausgelebt werden und dafür noch Anerkennung zu bekommen ohne an die Konsequenzen denken zu müssen,
na das war doch wieder toll, denn er war ja immer gut geschützt durch seine Gruppe.
Wenn etwas vorlag, dann waren das immer die anderen oder auch keiner, denn es wurde im Gruppenkollektiv gegenseitig geschützt,
wenn es sich um kleinere, aber auch größere Vergehen oder um strafrelevante Handlungen handelte.

*

… Das Taschengeld, wenn überhaupt, war bei Christoph immer sehr knapp, so auch bei allen anderen Kumpels, was also machen.?
Aus den geringen Lehrgeldbezügen abzüglich Kostgeld an die Eltern oder in den arbeitslosen Zeiten, waren Zigaretten oder loser starker Tabak immer ein Geldproblem für alle und das auf **„p u m p“** immer mit einem schlechten Gewissen verbunden.
Man half sich eben in der Gruppe mit den vertrauten Kumpels so gut es ging immer gegenseitig, denn alle waren schon zu festen und gestandenen „**Rauchern**“ geworden.
Glücksspiele, Kartenspiele um Geld mit Lug und Trug, Diebstähle und kleinkriminelle Handlungen frischten das Zigarettenbudget immer wieder auf, so dass für den Nachschub im Kollektiv immer wieder gesorgt wurde.
So auch hin und wieder, wenn es ganz eng wurde, mal aus Mutters oder Omas Portemonnaie und immer nur so viel wie es für Kippen ganz dringend notwendig war und vor allem, dass es nicht auffiel.
Wie schon gesagt, das schlechte Gewissen saß auch dem Christoph immer im Nacken.
Aber nicht nur das Zigarettengeld, sondern auch das Treffen in der Stammkneipe für „**B i e r**“ und Musikbox war ein andauerndes Geldproblem, doch beim Kneipenwirt hatten alle immer irgendwie auf dem Bierdeckel „**K r e d i t**“

*

… In der Stammkneipe, wo die älteren Kumpels schon bekannte Gäste und vor allem gute Raucher und Trinker waren, da ging es jeden Abend bei lauter Musik, Bier und Zigaretten immer hoch her und an den Glücksspielautomaten, da wurde so manches Geld aus illegalen Machenschaften verspielt.
… Auch andere Unterhaltungsspiele wie Flipper, Tischfußball und Musikbox wurden von der Gruppe gut bedient. Aber auch an dem Zigarettenautomaten war der Kneipenwirt mit Umsätzen immer gut beteiligt.
Da ja alle Raucher, Trinker und Spieler waren, war die Gruppe immer willkommen für das abendliche Gelage und gesicherte Umsätze der Kneipe.

*

… Viel Schimpf und Schande musste Christoph von den Eltern über sich ergehen lassen,
wegen des Abbruchs oder besser gesagt, wegen der dringlichen Empfehlung der Firma, seinen ersten Lehrvertrag als Einzelhandelskaufmann aufzuheben, der doch so schwer und **n u r** durch die elterlichen Bemühungen und Beziehungen einzulenken gewesen war.

Ebenso schweigend der Vorwurf der Eltern, die Schuld am Lehrdesaster, wegen seiner Mitgliedschaft in dieser verwegenen Peer-Gruppe, was auch den Eltern im Laufe der Zeit nicht unbekannt geblieben war und ihnen schnell klar wurde, in welche milieugeschädigte Gruppe ihr Christoph geraten war.
Im elterlichen Garten waren gastierende „Kumpels" mit antisozialem Verhalten, rauchen, saufen, raufen, starken Sprüchen und Pöbeleien bis über die Nachbarschaftsgrenzen hinweg, was natürlich auch laufende Beschwerden nach sich zog.
Ein Hausverbot für alle Kumpels wurde von den Eltern klar und unmissverständlich ausgesprochen.
Aber sehr zum Missfallen von Christoph, der dadurch Repressalien von der Gruppe erwartete und sein Ansehen und Respekt auf der Kippe standen.
Dieses allerdings blieb Christoph nun doch noch erspart und so blieb erst mal alles beim Alten,
aber ohne Saufgelage im elterlichen Garten.

*

… Christoph,
mittlerweile sechzehn Jahre alt und immer noch Mitglied in der Peer-Gruppe, trug so schon sehr früh das Prädikat **f e s t e r** Kettenraucher und machte mit Bitten an seine Eltern den kleinen Führerschein für ein Moped, damals das Kleinkraftrad der Führerscheinklasse vier, den Christoph nach längerem Hin und Her auch bestand und mit dem festen Versprechen an die Eltern, eine neue Lehre im Bäckerhandwerk anzufangen. Zur Belohnung und Ansporn dafür, schenkten ihm die Eltern ein neues Moped, das damals schon recht schnell fuhr und für die Mobilität zur neuen Lehrstätte in der entlegenen Nachbarstadt gedacht war.

… Uns so vergingen die Lehrjahre, bis zu seinem neunzehnten Lebensjahr.
Christoph bestand die Abschlussprüfung vor der Industrie- und Handelskammer im Bäckerhandwerk als Konditor.

*

… Der weitere Werdegang liebe Leser,
ist Ihnen aus seiner Biographie bekannt.
Ein langsames Auschleichen aus der
P e e r – G r u p p e
gelang Christoph nach und nach doch noch,
durch ein Verhältnis mit einer Freundin,
in der er etwas Halt und Sicherheit gefunden
hatte.
Allerdings ist ein **M i l i e u s c h a d e n**
geblieben, das pathologische, krankhafte
Kettenrauchen mit den Anfängen dieser
Peer-Gruppe.
Die Rauchersucht hatte bis hierher genügend
Zeit gehabt, sich zu entwickeln.
Sein Gehirn hat das Suchtverhalten kognitiv
und lernmäßig angenommen und vernetzt.
Eine analytische Sichtweise
für den **U r s p r u n g**
dieser Raucherkarriere.

*

… Ja, liebe Leser,
hier in der negativen und falschen Vorbildfigur
des **K u m p e l s** und der Zugehörigkeit im
Gruppenkollektiv der Peer-Gruppe, gepaart mit
den psychischen Vorbelastungen aus Schul-
und Internatszeit, mit geprägter Kindheit aus
der Tabak und Raucherfamilie, liegen die
Grundbausteine zum Ausbau für Christophs
Raucher und Nikotinsucht.

*

… Und so verfing sich Christoph, ohne es zu wollen oder darüber entscheiden zu können, immer weiter in ein Netz von Abhängigkeit im
S u c h t l a b y r i n t h
ohne zu ahnen, was es bedeutet als Gefangener im eigenen geistigen Gefängnis zu sitzen, mit einer selbstauferlegten und lebenslangen „**S t r a f e**“ für gesundheitliche, finanzielle und soziale Konsequenzen, in denen Christoph nun verweilen muss, ohne Aussicht auf eine Begnadigung.

… Denn hierfür ist keine
G e r i c h t s b a r k e i t
erreichbar oder zuständig.
Christoph war eben ein blind vertrauender **M i t l ä u f e r**.

*

… Zu seinen psychischen Vorbelastungen zählen die traumatischen Erlebnisse und Minderwertigkeitsgefühle, gepaart mit einer sozialen Phobie, der Angst im sozialen Zusammensein von anderen gemustert, beobachtet oder kritisiert zu werden.
… Ein weiteres wichtiges Symptom für die Nikotinsucht mit Abhängigkeit ist die
T o l e r a n z e n t w i c k l u n g
mit körperlicher und psychischer Abhängigkeit.

Die körperliche Abhängigkeit, das ist die Toleranzsteigerung mit dem Drang, es muss mehr Zigarettennikotin konsumiert werden für eine gleichbleibende Wirkung um das Suchtgefühl in einer Balance zu halten.

*

… Die psychische Abhängigkeit:
Das ist die fortlaufende Beschaffung der **D r o g e** Zigarette.
Es wird viel Zeit, Geld und Risiko zur Beschaffung aufgewandt.
Alles dreht sich um das Rauchen und die Beschaffung und somit Wichtiges von Unwichtigem zu unterscheiden ist dem süchtigen Raucher so gut wie nicht mehr möglich.
… Alles was begeistern kann, gewinnt **M a c h t** über uns.

*

… Christoph wollte Mitspieler und kein Zuschauer am Spielrand sein. Denn Außenseiter zu sein, das kannte er nur zu gut. Halt zu finden, anerkannt zu werden und wichtig zu sein, dieses mächtige Gefühl ließ ihn jeglichen Klarblick und Kontrolle über sich verlieren.

Er war zum Spielball und Mitläufer geworden. Andere haben es übernommen, Entscheidungen für ihn zu treffen, mit falschen Wegweisern, die sein Leben fortan bestimmen werden.

*

… Aus dieser analytischen Sichtweise ist die **Ä t i o l o g i e,** die Ursache und der Ursprung der Suchtkrankheit, mit Abhängigkeit geboren. Für Christoph war dieses eine Art lautloser Hilfeschrei, der aber von niemandem gehört noch erkannt wurde.

*

… Seine Toxikomanie,
übersetzt heißt das, seine **G i f t s u c h t**
war geboren und herangewachsen und
beanspruchte nun ihren Platz bei Christoph,
mit körperlicher und psychischer
Abhängigkeit.
Für ein Zurück war es leider schon zu spät.

E n d e.

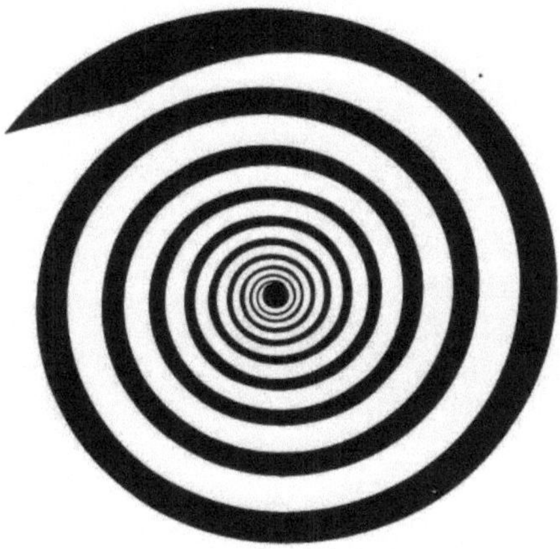

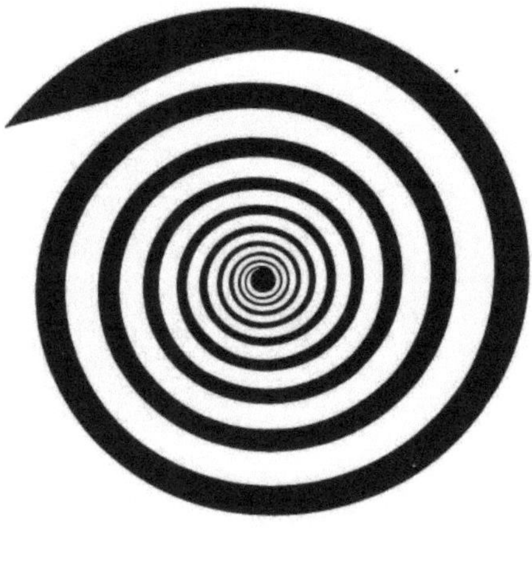

K a p i t e l 4 .

Eine Zufallsbegebenheit.
„Wege“ die sich kreuzen.

* * *

… Nun, liebe Leser,
gehen wir doch einmal zurück zu einer
Z u f a l l s b e g e b e n h e i t,
gemeint war „ich“, den Christoph für seinen weiteren Werdegang durch das Leben sehr beeinflusst und damit auch sehr verändert hat.

*

… Ein sehr schöner Sommertag in einer Kurstadt nahe dem Weserbergland in Ostwestfalen, mit einem schönen Kurpark und vielen Rehabilitationskliniken für die verschiedensten Krankheiten und Folgekrankheiten, unter anderem durch „**N i k o t i n**“ verursachte Herz- und Gefäßerkrankungen.
… Bezüglich Christophs chronischer Herzinsuffizienz (Herzschwäche mit Gefäßerkrankung) mit dadurch verursachten Atem- und Körperfunktionsstörungen, ist alles zurückzuführen auf seine Nikotinsucht, weswegen er in so einer Klinik zur Rehabilitation untergebracht war.

*

… Bei meinen abendlichen Spaziergängen durch die Kuranlagen mit den umliegenden Kliniken,
dachte ich, warten bestimmt schon meine Kurparkenten auf ihre Fütterung,
was immer ein lustiges Erlebnis war, mit den jung geschlüpften und der Entenmutter,
die immer viel zu tun hatte, um alle zusammenzuhalten, dass kein Junges abhandenkommt.
Und zur Abendzeit alle unter ihre Flügel für Schutz und Wärme nimmt.
Nach zweimaligem Zählen und elf Jungen war das sicherlich immer sehr stressig für die Entenmutter.
Nun ja, jetzt aber genug „**E n t e**“.

*

Und da, um einen großen Standaschenbecher herum, verteilten sich etliche Rehabilitationspatienten aus der gegenüberliegenden Klinik mit viel lauten und lockeren Sprüchen und natürlich mit einer Zigarettenkippe in der Hand oder im Mundwinkel, was eine ganz undeutliche Aussprache nach sich zog.
Die Zigarettenschachteln häuften sich auf der Aschenbecherablage oder waren fest im Handgriff der Raucher, die mit tiefen Lungenzügen das **N i k o t i n** in sich hineinpumpten, was von den Ärzten so vermute ich, verboten oder zumindest abgemahnt worden war.
Doch alles in allem war das eine ganz lustige Rauchertruppe im Kururlaub, ohne äußere Anzeichen von „**K r a n k s e i n**" und alle waren gut gelaunt um den stinkenden und überquellenden Aschenbecherherum, was natürlich viel Aufmerksamkeit zum Mitmachen für andere Raucherfreunde erzeugte.
Wenn doch alle so einen gesunden Eindruck machen, fragte ich mich, wo ist da ihre **K r a n k h e i t** und warum sind sie Rehabilitationspatienten in einer Fachklinik für Folgeschäden durch **N i k o t i n**.

*

.. Im Vorbeigehen grüßte ich alle recht freundlich, was die Aufmerksamkeit erregte und zu einer lockeren und geselligen Unterhaltung mit mir führte.
Es wurde über dieses und jenes geplaudert und dabei brachte ich in vorsichtigen Anspielungen ins Gerede, dass es doch auch sehr ungesund sei **zu rauchen**.
Ich konnte dieser Anspielung nicht widerstehen, da es ja nun in meinen Fachbereich fiel,
„Die Suchtentwöhnung“
und ichwies höflich darauf hin, ohne diskriminieren zu wollen, ob auch ein Leben ohne Zigarette denkbar sei und vor allem auch gesünder wäre, vom Geldausgeben ganz zu schweigen.
… Spätestens jetzt konnte ich mir die sehr sparsamen Gesichtsausdrücke der Rauchertruppe ansehen und ichhatte mir damit sogleich den ein oder anderen Gegner eingehandelt.
Mit flapsigen und flotten nichtssagenden Sprüchen, ohne jede Einsicht für die Folgekrankheiten durch das Rauchen, die ja mit Fotos auf jeder Zigarettenschachtel nur zu gut zu sehen sind.

Auch der eine oder andere Raucherhusten, der das Gerede unterbrach oder die rauen und tiefen Raucherstimmen die nicht zu überhören waren, waren alles keine guten Argumente nicht zu rauchen
oder
doch mal über das Nichtrauchen nachzudenken, ohne gleich ein schlechtes Gewissen zu haben.

*

… Also, so dachte ich mir,
habe ich es hier mit einer sehr gestandenen und eingefleischten Raucherbande zu tun.
Krankheitsbedingt das war mir schon klar, mussten alle ein Problem haben, da ja die ganze Truppe hier zur Rehabilitation in der Klinik untergebracht war.
Und siehe da, schon las ich auf der gegenüberliegenden Straßenseite das groß angebrachte Klinikschild,

… Fachklinik
für Herz- und
Gefäßkrankheiten.

Nun, liebe Leser,
was sollte ich da noch sagen, die ganze Raucherband, da waren schon alle über Jahrzehnte
n i k o t i n
u n d s u c h t a b h ä n g i g e
Raucher.
… Und da, zum guten Schluss der Gesprächsrunde, ich hatte schon meinen Weg fortgesetzt, rief mich aus der Truppe in entgegenkommenden Schritten jemand zurück.
Christoph
sei sein Name, leicht humpelnd mit einer Gehhilfe und erbat mich höflich um ein weiterführendes Gespräch über das Rauchen, die Krankheit und deren Folgen, aber auch ein Leben **o h n e** Zigaretten und es schien ihm alles sehr wichtig zu sein.
Es war noch früh am Abend und ich hatte weiter nichts vor, auch war ich sehr gespannt was mich da nun weiter erwartete und folgte seiner netten Einladung in ein Café.
Die ersten und sehr neugierigen Fragen die auf mich zukamen waren:
Was habe ich mit Gesundheit und Krankheit zu tun und ob ich Arzt oder irgendein Therapeut sei.

Mit dem Letzteren, da lag Christoph mit seiner Vermutung schon einigermaßen richtig.
Ich ergänzte seine Einschätzung mit den Worten, ich sei im Fachbereich „Hypnose“ für Suchtentwöhnung tätig und dazu gehört auch die Nikotinsucht.
Oh, oh, das ist aber sehr interessant und wie ich denke gar nicht so üblich und hat wohl mit einem Hauch von **M a g i e** zu tun.
Da muss man doch ein Mensch mit ganz besonderen Fähigkeiten sein, um das zu können so Christoph.

*

… Weit musste ich immer in meinen Erklärungen ausholen um die laienhaften Fragen der Rauchersucht mit Folgeschäden, Suchtentwöhnung und vor allem die Hypnoseinduktion in Hypnosetrance verständlich und erklärbar zu machen.
Viele Fragen folgten, mit ebenso vielen Antworten darauf.
Ein schöner Abend mit viel neuem Wissen für Christoph neigte sich dem Ende zu.
Höflich verabschiedete man sich mit Verbleib für einen weiteren Kontakt.

… Es dauerte nicht allzu lange und zu meinem Erstaunen folgte eine weitere Einladung von Christoph.
Durch sein gewecktes Interesse wurde der bekannte Gesprächsstoff beim Kaffee wiederholt und wiederholt und noch mal wiederholt.
Wir drehten uns dabei in unserem Gerede wie auf einem Karussell im Kreis herum.
Es ist eben sehr schwer einem Nikotin- und Suchtabhängigen mit zeitweiligen Denkstörungen und Denkaussetzern, die Hypnose in den tiefen Schichten des Unterbewusstsein erklärbar und verständlich zu machen.
Zumal ich so manches durch die vielen Fachausdrücke in einer sogenannten
B i l d e r s p r a c h e
ausschmücken musste.
Die Bildersprache, das ist eine Ausschmückung des Gesprächsinhaltes in andere
B e i s p i e l e
für ein besseres und leichteres Verstehen,
vor allem für ein nachvollziehbares Verstehen in der Phantasievorstellung.
Alles waren in meinen Erklärungen eben nur theoretische Vorgänge.

Noch einmal zum besseren Verständnis:
... Ein Chirurg schneidet mit seinem Skalpell, er sieht und kann genau verfolgen **w i e** er schneiden muss.
... In den Hypnosen schneidet der Hypnotiseur mit dem unsichtbaren Skalpell Kunstschnitte tief in die unbewussten Schichten seines Klienten zur Freisetzung und Aktivierung seiner Energien und Selbstheilungskräfte.

*

... Es braucht schon sehr viel Interesse oder einen großen Leidensdruck für das
S i c h e i n l a s s e n
in eine hypnotische Suchtentwöhnung, um dem Klienten die Angst oder Bedenklichkeit zu nehmen.
Denn das wären Störfelder in den Hypnosen und was geht da an Angstgedanken in dem Klienten vor,

- sich ganz fallen zu lassen
- ausgeliefert zu sein, durch eine fremde Macht
- willenlos und hilflos zu sein
- was passiert mit ihm im „**H y p n o s e**“

(griechisch : Tiefschlaf)

Im Volksmund auch Todesschlaf genannt.
Denn sein Bewusstsein schläft ja tief und fest.
… Und ganz wichtig wäre noch zu sagen was ist, wenn der Hypnotiseur während der Hypnose plötzlich „**t o t**“ umfällt, vielleicht durch einen Herzinfarkt oder ähnliches.

*

… Aber
k e i n e A n g s t
Liebe Leser,
Hypnose ist keine Narkose.
Alle diese und viele andere offenen Fragen werden in den Vorbereitungsgesprächen ausführlich verständlich und angstfrei meinem Klienten vermittelt.
…Bezogen auf die letzte **A n g s t**,
wenn der Hypnotiseur während der Hypnose plötzlich „**t o t**“ umfallen sollte was doch sehr unwahrscheinlich ist.
Aber auch hier
k e i n e S o r g e.
Der Hypnos, der Hypnoseschlaf schleicht sich selbstständig und langsam wieder aus und geht in einen normalen Nachtschlaf über.
Der Klient wacht nach seinem Schlaf wieder auf wie an jedem anderen Morgen und ist wach bei vollem Bewusstsein ohne jegliche Nebenwirkungen oder Krankheitsbeschwerden.

*

… Verdeutlicht gesagt,
es wird nur die mächtige Energie des Unterbewusstseins freigesetzt,
aktiviert und nutzbar gemacht zur Einleitung der
„S e l b s t h e i l u n g s k r ä f t e“
Die Energie aus dem Unterbewusstsein stellt sich zur Korrektur für einen Umlernprozess gegen das Suchtgedächtnis mit einer „**E x t i n k t i o n**“,
was bedeutet, die Löschung des Suchtverhaltens und das Rauchen bewusst abzulehnen.

*

… Nach all dieser anstrengenden Überzeugungsarbeit,
hatte ich einen neuen Klienten für die Suchtentwöhnung und Christoph eine Chance seine Nikotinsucht loszuwerden.

E n d e.

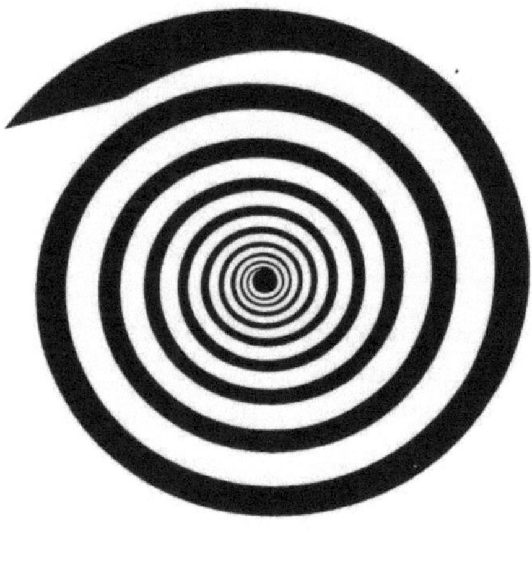

K a p i t e l 5.

Die Sorgfalt und Aufklärung

Zur Einleitung

in die Hypnosetrance.

* * *

Liebe Leser,
ein ganz wichtiges Thema und vor allem ein Thema vor Einleitung der Hypnoseinduktionen,
die Sorgfalt und Aufklärungspflicht,
mit prophylaktischen **E i n g a b e n**
die auch gesetzlicher Bestandteil jeder Hypnose ist.
Um jeden erdenklichen Schaden von meinen Klienten abzuwenden.
Diese Sorgfalts- und Aufklärungspflicht, darauf weise ich meine Klienten immer wieder eindringlich hin sollte nicht nur abgenickt sondern auch richtig verstanden werden.

Wenn mein Aufklärungsgespräch und die Anwendungsarbeit für die Hypnose auch nur oberflächlich verstanden wird, dann können sich während den Hypnoseinduktionen, Unsicherheiten und starke Ängste bei meinen Klienten als sogenannte
S t ö r f e l d e r,
also Widerstände mit Ablehnung einschleichen, die mein Klient gegen die Hypnose entwickelt und damit eine ganze Hypnose unbrauchbar macht, da suggerierte Wirkmechanismen wirkungslos bleiben würden,
ohne die beabsichtigte Festsetzung in das Unterbewusstsein.
… Nun stand ein erster Termin bezüglich der Sorgfalts- und Aufklärungspflicht bei Christoph an.
Pünktlich erschien ich an einem späten Nachmittag bei ihm zu Hause.
Die Aktentasche unter dem Arm, mit einem volumigen Skript darin für Aufklärung und Beratung zu festgelegten Zeiten, je zwei Stunden an zwei aufeinanderfolgenden Tagen.
Eine freundliche Begrüßung mit Führung in das Wohnzimmer folgte wo schon ein Kaffeegedeckauf meinen Platz am Tisch hinwies
und der frisch gebrühte Kaffee die ganze Wohnung spürbar mit einem Hauch von Harmonie vereinnahmte.

Allerdings waren durch sein Rauchen die stark vergilbten
N i k o t i n a b l a g e r u n g e n
An Wänden, Decke und Tapeten nicht zu übersehen und auch gegen den
k a l t a b g e s t a n d e n e n
Zigarettengestank half das geöffnete Fenster nicht.
… Und nun saßen wir uns auf eine etwas andere Art gegenüber als beim ersten Kennenlernen mit der Raucherbande, unweit der Klinik für Rehabilitation um einen großen stinkenden und überquellenden Standaschenbecher.
Christoph, das konnte ich wahrnehmen, war doch sichtlich beunruhigt.
Aber schon nach einem kurzen Auflockerungsgespräch war auch wieder Ruhe bei ihm eingekehrt.
Meine spaßigen Worte, dass Hypnose doch keine **N a r k o s e** sei und auch nicht schädlich ist ohne Nebenwirkungen und nur Gutes für seine Gesundheit beabsichtigt, lösten bei Christoph eine kleine Euphorie aus,
was auch wichtig war für ein aufmerksames Interesse an meinen Ausführungen.
Ich zog beiläufig meine Beratungsskripte aus der Aktentasche zum Ababrbeiten aller Aufklärungspunkte, es sollte eben nichts vergessen werden.

Die Sorgfalts- und Aufklärungspflicht ist nun mal ein wichtiger Bestandteil jeder Hypnose für Suchtentwöhnung.

*

… Nach einiger Plauderei,
über dieses und jenes für eine entspannte Gesprächsatmosphäre sagte ich,
…. so Christoph,
jetzt geht es um das, was für Sie von großer,
ja von sehr großer Wichtigkeit ist,
das alte Laster, Ihre Nikotinsucht loszuwerden.

*

… Bitte jetzt nicht lachen,
aber lächeln ist erlaubt.
Ich biete Ihnen heute ein großes Geldgeschenk von umgerechnet ca. 200.000
(Z w e i h u n d e r t t a u s e n d)
Euro an.
Meine einzige Bedingung ist,
die Suchtentwöhnung in Hypnosetrance mit Begeisterung und ihrem festen Willen anzunehmen bis zur letzten **Z i g a r e t t e**.
Denn alles, Christoph, was uns begeistern kann, gewinnt an Macht über uns und das entspricht einem
N a t u r g e s e t z.

Zum Beispiel die Begeisterung ein
N i c h t r a u c h e r
zu werden. Die Lösung für Ihre Nikotinsucht ist im Grunde ganz einfach, Sie müssen nur das tun, was ich Ihnen in der Beratung und in der Hypnose sagen werde.
Dann sind sie Ihre Sucht für immer los.
… Nun, das hört sich sicherlich ganz leicht und einfach an, aber dahinter verbirgt sich die Lösung für Ihr Problem, auch wenn es streckenweise schwerfallen sollte.
Es wird sich einfach für Sie lohnen und Sie werden dafür „**g u t**" belohnt werden.
Ein lohnendes Geschäft für Sie und wohl das Lohnendste in Ihrem ganzen Leben.
Denn mehr
G e s u n d h e i t und **G e l d**
können Sie mit diesem geringen Aufwand „ nie „ verdienen.
Sie müssen nur „**j a**" sagen.
… Sie verdienen sich dieses Geld also mit keinerlei **A r b e i t**,
man könnte auch sagen, sie verdienen sich diese 200.000 Euro im Hypnoseschlaf.
Auch würde keine Bank der Welt Ihnen dieses Geld als Darlehen geben ohne jeglichen Arbeitseinsatz und Sicherheiten.
Aber Christoph, in Ihrem Fall, da sind Sie selbst die Sicherheit und Ihre ganz eigene Hausbank.

Nur Sie allein können mit Ihrem unerschütterlichen **W i l l e n**
das los werden, was schlecht für Sie ist, nämlich dem Abgrund von Krankheit und Ruin zu entkommen, Ihre Nikotinsucht für immer loszuwerden und auszubrechen aus diesem geistigen **G e f ä n g n i s**
mit den unsichtbaren Gitterstäben.
Christoph, nun doch laut lachend:
… Oh, oh, das klingt ja alles sehr gut. Sie haben das viele Geld doch wohl nicht in Ihrer großen Aktentasche mitgebracht.
Jetzt aber musste ich laut lachen und sagte:
Aber, aber, ich bin keine Bank, aber ich bin für Ihre Gesundheit da und mit einer mächtigen Geschäftsidee.
… Nach einer kurzen Gesprächspause.
Ja, sagte Christoph:
Sie könnten vielleicht recht haben ein mächtiges und lohnendes Geschäft, wenn Ihre Rechnung auch aufgeht.

*

… Nun gut, dann die Aufrechnung die aufgeht, sagte ich.
200.000 Euro, das ist eine mächtige Summe Geld fürs **N i c h t s t u n**.
Und die Rechenformel dafür ist ganz einfach.

… Christoph, Ihre ca. 3 Schachteln Zigaretten am Tag, pro Schachtel nach unserem heutigen Stand 7 Euro.
Was sich aber im Laufe der nächsten Jahre drastisch erhöhen wird, in dieser Rechnung aber nicht berücksichtigt ist. Das sind 21,00 € am Tag, mal 30 Tage im Monat sind gute 600,00 €, mal 12 Monate, ergibt 7.200 € jährlich.

… Und nun weiter,
Sie sind jetzt in einem Alter um die 50 Jahre und mit einer gesünderen Lebensweise ohne
N i k o t i n g i f t e
haben Sie, wenn ich etwas nachdenke, ungefähr und ganz vorsichtig noch weitere 30 Jahre Lebenserwartung.

… Und nun Christoph,
nehmen wir die jährlich errechneten 7.200 Euro mal 30 Jahre, dann sind wir schon angekommen in dem 200.000 Euro Bereich, ohne den Preisanstieg über die kommenden Jahre mitgerechnet.

Diesem vielen Mülleimergeld für Zigarettenschachteln.

… Und weiter Christoph,
was sehr wichtig ist
Ihr Körper und IhrePsyche hätten ein neues Zeitfenster bekommen und damit verbunden ist eine neue Chance, indem sie rauchfrei werden, sich wieder regenerieren, also gesund zu werden.
Weiter sagte ich sehr eindrücklich und direkt:
… Christoph, ein besseres Geschäft können Sie in Ihrem ganzen Leben nicht machen,
was ich Ihnen heute **a n b i e t e**.
Es wäre sehr dumm, es nicht zu tun, denn Ihre Chancen dafür stehen **gut**, nämlich 1 zu 1,
Sie gegen sich selbst.

*

… Eine längere Gesprächspause,
eher eine Überlegungsruhe trat bei Christoph ein.
Tiefdurchatmend**,** als wenn er Raucherlungenzüge machen würde mit leicht gerötetem Gesicht, was wohl ein paar Anzeichen aus seinem vegetativ Sympathikotonem Nervensystem waren, verbunden mit inneren Anspannungszuständen.

Sehr besonnen und in sich gekehrt,
stand Christoph auf, holte sich einen großen Tischrechner mit Additionsrolle aus dem Schrank
und ließ sich die ganze Konsumrechnung noch einmal von mir vorrechnen.
Aus Angst Rechen oder Tippfehler eingegeben zu haben, wurde einige Male rauf und runter gerechnet, wobei ich ihm zuvorkam mit den Worten:
Der Rechner wird kein anderes Ergebnis ausdrucken.
Tatsächlich sagte Christoph,
das ist mir noch nie so richtig bewusst gewesen, dass mein Rauchen so viel Geld kostet.
Dass ich am Tag gut 20 Euro für Zigaretten ausgebe, das war mir schon klar.
Auch auf die Woche hochgerechnet kannte ich die Ausgaben.
… Nur diese **A r t** Hochrechnung so weit kam mir das noch nie in den Sinn einmal
in diesen **H o r i z o n t,**
in diesen Dimensionen zu rechnen.
Ich glaube, das wollte ich auch nie wissen,
die Angst vor der Wahrheit erschien mir wohl doch zu groß.
Ich habe die Realität immer schön beiseitegeschoben.
Eine verdammt mächtige Summe Geld, sagte Christoph noch einmal sehr nachdenklich und war darüber sichtlich gerührt.

… Ich ergänzte seine Worte indem ich noch
eine **z w e i t e**
ganz andere Rechnung aufstellte.

*

… So, Christoph,
sagte ich, diese Zigarettenrechnung war für die nächsten 30 Jahre, also von jetzt nach vorne hin-gerechnet.
Aber was ist mit der zurückliegenden Zeit, also bis jetzt, wie wir hier am Tisch sitzen, zurück zu Ihrem 13. Lebensjahr.
… Zurückgerechnete Jahre, das sind noch einmal um die 40 Raucherjahre.
Wie zuvor machen wir jetzt noch einmal eine Rückwicklung in Ihrer Raucherkarriere, eine Rückrechnung.
Am Tag rauchten Sie in diesen Zeiten etwas 2 bis
2 ½ Schachteln Zigaretten mal im Monat
- mal im Jahr -
diesmal aber mal 40 Jahre und schon bewegen wir uns wieder in einem 200.000er-Bereich.
200.000 auf die Zukunft gerechnet
200.000 auf die Vergangenheit gerechnet.

400.000 Bares und wertvolles Mülleimergeld.
Und was noch fehlt,
Ihre Gesundheit in Geld noch nicht hochgerechnet.
Denn ein nikotinsüchtiger Raucher pumpt in seinem Raucherleben bis zu (einer)
1 Tonne Nikotin und andere Toxine in seinen Körper hinein.

„Und Christoph", so sagte ich weiter,
das kann kein **O r g a n i s m u s,**
kein Körper, verkraften,
das muss Sie auf dieein oder andere Art und
Weisek **r a n k** machen.
… Und Christoph,
noch ein gutes Argument, was für die
Suchtentwöhnung spricht.
Mein überschaubares Hypnosehonorar, stellte
ich vergleichsweise gegen die mächtige
Summe von 200.000 Euro bares und wertvolles
Geld.

*

… Der ungläubige, aber auch etwas ängstliche
Eindruck war Christoph anzusehen, dass er
dasnicht mehr machen sollte, was er Zeit seines
L e b e n s gemacht hat,
d a s R a u c h e n.
Nach längerem Schweigen mit
Nachdenklichkeit
sagte Christoph:
Hätte mir das alles jemand doch schon früher
mal gesagt, nur so ein Hauch von diesen
Richtigkeiten, die ich hier höre.

… Doch „**k e i n e r**“ war da.
Ich musste mir die Unrichtigkeiten immer selbst zurechtlegen.
Soweit und so tief zu denken, war mir früher auch nicht möglich.
Alles um mich herum war eben wichtiger
n u r i c h n i c h t.
… Aber Sie haben recht, alles in allem tatsächlich ein lohnendes Geschäft und nicht zu vergessen, so Christoph weiter, in meiner früheren Zeit da waren eben alle und alles um mich herum so gleich und nur sehr wenige hatten den Vorzug, die Richtigkeit fürs Leben oder besser gesagt für den Gang durchs Leben, das Rüstungszeug für ein gesünderes Grundwissen, mitzubekommen. Das waren immer die anderen,
doch „**i c h**“ oder „**w i r**“ hatten keinen Zugang zu dieser Art **L e h r e** fürs Leben
und so übernahm ich alles, was um mich herum geschah, mit den falsch aufgestellten Wegweisern fürs Leben,
wie ein Staubsauger, mit allem negativen Verhalten, ohne mir darüber klar zu sein, was da mit mir oder in mir passiert.
Es sollte eben alles so sein,
andere hatten die Kontrolle über mich übernommen, eine Art der Fremdbestimmung, ein Herdentier, das blind folgt, ohne wissen zu wollen, wohin der Weg führen wird.

Ich habe das übernommen, was um mich herum gelebt wurde und genau das habe ich mir abgeguckt und gut gelernt, ein nikotinsüchtiger Raucher zu werden.
… Ich ergänzte Christoph jetzt mit den Worten: Ja, Christoph, das haben Sie alles bis heute sehr gut trainiert oder wie Sie selbst sagen, zu gut gelernt, und das hat Sie zu dem werden lassen, was Sie heute sind: ein pathologisch, nikotinsüchtiger Raucher.
Ein schlechteres Geschäft gibt es wohl im ganzen Leben nicht.
„Nun gut“, sagte ich zu Christoph Ihre ehrliche Einsicht ist da, auch wenn sie spät kommt, das ist schon mal ein guter Baustein, Ihrer Sucht zu Leibe zu rücken.

*

… Und nun weitete ich im **D e t a i l** meine Aufklärungs- und Sorgfaltspflicht aus.
Nun gut Christoph, sagte ich,
das mit dem Geld zum Fenster rauswerfen, haben wir mit Ihrer Einsicht geklärt.
Nun geht es aber um etwas noch viel Wichtigeres.

Um Ihre „**G e s u n d h e i t**“
die mit Geld nicht aufzurechnen ist und um die sozialen Vernachlässigungen, indem ich Ihnen nun einige Fallbeispiele aus meiner Klientenarbeit über gesundheitliche Folgeschäden durch **N i k o t i n s u c h t** erzählen werde,
… jedoch in anonymer Abhandlung,
damit Sie sich einmal eine Vorstellung davon machen können, wohin so ein ganzes Raucherleben mit den schleichenden Nikotintoxinen und Teergiften über den ganzen Körper gestreut bis in die letzten Winkel des Körpers führen kann.

*

… Wie ich schon sagte
bis zu einer (**1 T o n n e**) Toxine.
Mit den verschiedensten Giftsubstanzen in einem Raucherleben und ich wiederhole noch einmal, diese **m ü s s e n** zu schweren körperlichen und psychischen Krankheiten führen,
das kann kein Organismus verkraften.

*

… Die schönen bunten Krankheitsfotos auf den Zigarettenschachteln, die da gestapelt vor Ihnen auf dem Tisch liegen, sind für alle nikotinsüchtigen Raucher eben nur bunte Bilder die auch tunlichst ignoriert werden.
… Ja, man strengt sich sogar an nicht hinzusehen.
Es könnte sich ja **A n g s t** breitmachen und den Appetit auf eine Kippe verderben.
Ich glaube, Christoph,
Sie haben noch nie richtig hingesehen und dennoch ist das alles eine nachgewiesene Gesundheitsforschung.
Aber für Sie, Christoph, eben doch nur schöne bunte Zigarettenschachteln mit irgendeinem Motiv drauf, vergleichbar mit den bunten Kinderschokobonbons.
… Spätestens jetzt und hier muss Ihnen doch bewusst und klar werden, was das Wort „**S u c h t**“ bedeutet.
Übersetzt: der **A b g r u n d**,
mit Fall in die endlose Tiefe, willenlos der Giftsucht ausgeliefert zu sein, was sich gegen jede gesunde Vernunft und reale Logik stellt.
… Wollen Sie willenlos bleiben, Christoph, dann sind Sie jetzt Zeit Ihres Lebens ein Gefangener in einem geistigen
G e f ä n g n i s ohne Gitterstäbe.
Ein Käfig, den Sie sich selbst gebaut haben, ohne jemals ausbrechen oder fliehen zu können.

Ein lebenslanger in sich Gefangener mit einem selbst auferlegten Strafurteil in eigener Gerichtsbarkeit.
Wenn Sie das wirklich wollen, Christoph, dann machen Sie nur so weiter und qualmen wie bisher.
… Meine äußerst direkte und klare Aussprache, machte Christoph sehr nachdenklich.
Weiter sagte ich:
Eine viel bessere und wünschenswertere reale Logik wäre doch, essen und trinken müssen Sie, damit Sie nicht verhungern, aber wo steht geschrieben, dass Sie rauchen müssen, das steht nur in Ihrem „**K o p f**“ geschrieben.
Kranke **S u c h t g e d a n k e n**
diktieren Ihnen das.
… Und nun, Christoph,
frage ich Sie, wo sind Ihre gesunden Gedanken?
Viel Nachdenklichkeit und Verlegenheit machte sich bei Christoph breit.

*

… Eigentlich, so sagte ich weiter,
können Sie sich Ihre Gedanken, Ihre
Denkvorgänge mit etwas Übung
und dem Bewusstsein darüber selbst
aussuchen.
Also sich „**f r e i**“ auswählen,
was und wie Sie denken wollen, gemeint ist
mit der **M a c h t** Ihrer Gedanken können Sie
Ihr Verhalten **s e l b s t** korrigieren
und **s t e u e r n**,
was Sie tun oder auch lassen wollen,
eben nicht mehr zu rauchen oder doch weiter
zu paffen.
All das, Christoph können Sie mit der Macht
Ihrer Gedanken selbst entscheiden.

*

… Ich gebe Ihnen jetzt eine kleine, lustige
Denkaufgabe:
… Denken Sie jetzt im Augenblick an einen
r o t e n E s e l.
Kurze Pause, mit meiner Nachfrage.
Ist Ihnen der rote Esel gelungen?
Antwort Christoph (**J a**).
… Und nun denken Sie an eine
g r ü n e K u h.
Wieder meine Nachfrage an Christoph,
ist Ihnen die grüne Kuh gelungen?
Antwort (**J a**).

… Noch ein letztes Beispiel:
Und nun denken Sie an einen
gelben Affen.
Meine Rückfrage:
Ist Ihnen der gelbe Affe auch gelungen…?
Antwort (**Ja**).
… Nun, Christoph, Sie sehen also an diesen einfachen Beispielen, wie es doch möglich ist, unser Denken, unsere Gedanken zu beeinflussen und vor allem selbst steuern zu können.
Der Psychologische Begriff dafür ist
(Die gedankliche Selbststeuerung)
Diese für sich zu übernehmen und nicht eine Fremdsteuerung mit gewollten Gedanken zu übernehmen.

*

… Zu Ihrem guten Verständnis noch ein weiteres Folgebeispiel mit einem kleinen Gedankenexperiment, um zu zeigen, was Gedanken an starken, angstbesetzten körperlichen und psychischen Symptomen auslösen können:

… Als ich Fachseminare in der Hypnose absolvierte, wurde uns Teilnehmenden nachfolgendes Experiment zur Verdeutlichung und dem Bewusstsein dafür, was die Kraft unserer Gedanken mit psychischen und physischen Symptomen bewirken kann und wie wir mit unserem Denken einem Verhalten ausgeliefert werden, das wir aber eigentlich gar nicht wollen.

*

… Unser Dozent bat alle sechs teilnehmenden Seminarschüler, die Stühle in einem Kreis zu einer Sitzrunde zusammenzustellen.
Alle gut positioniert, warteten wir nun sehr gespannt, was sich unser Dozent da wohl ausgedacht hatte.
Nun legte er los mit den Worten:
… Ich werde gleich ganz langsam und gemächlich in einem fünfminütigen Spaziergang einige Male um diese Kaffeekränzchenrunde herumspazieren. Bei irgendjemanden bleibe ich hinter ihm stehen und werde ihm ganz vorsichtig auf die rechte Schulter klopfen, mit der höflichen aber doch fordernden Bitte, einmal aus seiner Vergangenheit sein tollstes
Sex- Erlebnis
in allen Details und Praktiken der ganzen Runde hier zu erzählen.

… So, so,
das hatte sich unser Dozent aber toll ausgedacht,
doch es hatte seinen tiefen **S i n n**, der allen erst hinterher klar wurde.
… Nun setzte sich unser Dozent langsam in Bewegung, um seinen Spaziergang zu machen. Alle guckten wir uns recht sparsam und ungläubig, aber auch entrüstet an
oder noch besser, manche guckten auf den Boden oder in den Himmel, als wenn Sie nachdachten, was Sie nun gleich der ganzen Runde einschließlich unserem Dozenten erzählen wollten.

… Aber, aber, liebe Leser,
das war es nicht, worüber alle so angespannt nachdachten,
… nein, nein,
alle dachten nämlich nur „eines", nämlich wie komme ich so schnell wie möglich aus dieser äußerst prekären Situation mit
„**F l u c h t**" heraus.
Es dominierten Fluchtgedanken,
darüber wurde im Kopf herumgeknobelt
wie bei einem Würfelspiel.
… Von wegen im Detail solche Geschichten zu erzählen und dann auch noch vor anderen, die uns weder vertraut noch wohlgesonnen waren. Alle spürten in dieser äußerst peinlichen Situation die innere und äußere **U n r u h e,**
die sich da in der Runde breitmachte.

… Nun, unser Dozent beobachtete uns dabei sehr genau und analysierte das Verhalten und unsere Körpersprache mit allen vegetativen sympathikotonen Symptomen,
(Stressausschüttung über den Körper)
eines jeden Einzelnen von uns.
… In dieser uns allen endlos erschienenen Unruhe von fünf Minuten,
taten sich folgende Geschehnisse auf.

*

… **Teilnehmer 1**

meldete sich ob, er doch mal kurz die Toilette aufsuchen könnte,
es würde auch nicht lange dauern.

*

… **Teilnehmer 2**

sagte zwar nichts,
aber sein Blutdruck mit hochrotem Kopf stieg bis ins Unermessliche, was auch nicht zu übersehen war.

*

… **Teilnehmer 3**

Die Schweißperlen auf seiner Stirn,
mit Schweißtropfen im Gesicht, alles war gut sichtbar.

*

… **Teilnehmer 4**

In Luftnot geraten, schnappte er doch schwer nach Luft,
mit der dringlichen Bitte, das Fenster zu öffnen.

*

… **Teilnehmer 5**

Eine Schockstarre.
… War er doch zu keiner Regung mehr fähig, auch als **R i g o r** benannt.
Muskulatur und Gesichtsmimik waren leblos.

*

… **Teilnehmer 6**

entschloss sich aus seinen übermächtigen Angstgefühlen mit der Impulshandlung zur Flucht.
Nur weg aus dieser prekären Situation.
Wohin war egal, nur raus aus diesem Schulungsraum.

… Das alles mit den erdrückenden Denkvorgängen und angstbesetzten Gefühlen, der Dozent könnte ja gerade bei mir stehenbleiben und sanft auf die rechte Schulter klopfen mit der Aufforderung,
nun erzählen Sie doch mal der Runde hier Ihr tollstes **S e x a b e n t e u e r.**
… Und tatsächlich blieb er hinter „mir“ stehen, gemeint war „**i c h**“, mit den Worten:

Nun, mein Herr, erzählen Sie doch mal,
Zeit zum Nachdenken hatten Sie ja genug,
wir sind alle sehr gespannt auf Ihre Geschichte.
… Oh Gott, mein Herz schlug mir in diesem Moment sonst wohin.
… Nun war es doch Zeit für unseren Dozenten, das Experiment zu Ende zu bringen mit den Worten:
„**S i e**“ und auch kein anderer aus der Runde, braucht hier keine Sexgeschichte zu erzählen.
Es sollte lediglich nur Ihrer Bewusstmachung dienen,
wie mächtig sich unsere Gedanken formieren und auf unseren Körper, die Psyche und das Verhalten Einfluss nehmen.

… Das Experiment war zu Ende.

… Oh, oh, oh,
was für eine Erleichterung machte sich in der Runde breit und Gedanken formierten sich bei allen wieder auf ein beruhigendes Maß.
Alle vegetativen Stresssymptome traten ihren Rückzug an.
Auch wurde der flüchtige Teilnehmer 6 in die Runde zurückgeholt und bei dem
WC-Gänger wurde angeklopft
das Experiment sei zu Ende.
Nun ja, besser war das mit diesem Experiment wirklich nicht zu verdeutlichen, wie wir zum
W e r k z e u g
unserer Gedanken werden,
wenn wir unkontrollierten, peinlichen oder Stress- und Angstsituationen ausgesetzt sind:
Zusammengefasst noch einmal zum guten Verständnis.
… Da war der plötzliche WC-Gänger.
… Da war der Bluthochdruck mit hochrotem Kopf.
… Da waren Schweißperlen gut sichtbar und wahrscheinlich auch schweißdurchnässte Kleidung.
… Da war die Atemnot, das Ringen nach Luft, wobei der Hemdkragen sehr eng wurde.
Frische Luft musste her.
… Da war die Erstarrung, die Schockstarre.
Der Stuhl und Körper waren eins geworden.
Ein Aufstehen war in dieser Situation momentan nicht möglich.

… Da war die Impulsflucht
aus der peinlichen Situation.
Nur weg und das im Eiltempo.

Weitere Ausführungen von unserem Dozenten machten uns spätestens jetzt klar und bewusst,
… Die Gedanken sind eine treibende Kraft und Energie in uns, die, wenn sie nicht kontrolliert werden, uns dahin bringen, wohin wir **n i c h t** wollen.
Sie müssen der Chef über Ihr Denken sein und nicht das Chefsein Ihren Gedanken überlassen.

*

… Noch eine ganz persönliche Anmerkung von mir:
Man soll es nicht meinen, wie mich dieses Experiment für ein Bewusstsein der Gedankendominanz sensibilisiert hat,
wenn Sie nicht mit bewusster Selbststeuerung gelenkt werden,
mich dahin bringen wo ich nicht hin will.
… Diese wichtige Erfahrung, liebe Leser,
bin ich stets bemüht für „**m i c h**“ zu beanspruchen.

… Das alles ist eine reine Übungssache aber auch nur dann, wenn das Interesse daran groß ist.
In der Psychotherapie sind diese Beispiele ein Werkzeug für die Verdeutlichung im kognitiven Umlernen für Verhaltensänderungen.

Und dazu zählt auch die Gedankenkontrolle mit Selbststeuerung über die **N i k o t i n s u c h t**.

Christoph, so sagte ich,
wie weit musste es mit Ihren Suchtgedanken kommen und wie krank mussten Sie erst werden, um mit diesen einfachen Beispielen eine Lösung für sich zu finden?
… Wie Sie schon sagten,
es war eben keiner da für eine richtige Weichenstellung, der Ihnen diese Horizonte dafür öffnete.
Aber ich kann Sie dennoch beruhigen,
all das Christoph,
passiert Ihnen nicht allein,
sich von einem weißen Glimmstängel,
der eigentlich in die große Mülltonne gehört,
willenlos und abhängig machen zu lassen.
Glauben Sie mir, das geht den allermeisten Rauchern so. Jedoch zum großen Missfallen undzu stärksten Belastungen für Krankenkassen, die Milliarden Euro zahlen für aussichtslose Rehabilitationen.

*

… Weiter erzählte ich Christoph einige Fallbeispiele aus einer Klientenarbeit mit chronischen Folgeerkrankungen durch jahrzehntelangen **Nikotinkonsum**.

*

Zu 1 . Die bekannten
Lungenkarzinome

mit den verschiedensten gesundheitlichen Einschränkungen was zeitlebens starke Medikamentenabhängigkeit zur Folge hat, damit Ihr Leben in irgendeiner Form noch aufrecht erhalten wird,
was wiederum Neben- und Wechselwirkungen für weitere Erkrankungen zur Folge hat.
Der Ausgang dieser Raucherkrankheit im fortgeschrittenen Stadium ist ungewiss und irreversibel (nicht rückführbar).

*

Zu 2 . Der bekannte
Schlaganfall

mit Arterienverschluss und Neuronen (Nerven) Zerstörungen in den Gehirnarealen, was motorische Körperlähmungen
Denk- und Sprachstörungen zur Folge hat.
Gehirnimpulse werden nur noch bedingt oder stark eingeschränkt an die Körpermuskulatur weitergegeben.
Weitreichende Folgen sind dann Körperfunktionslähmungen, was eine vorzeitige Arbeitsunfähigkeit und Berentung zur Folge haben kann.
Meinem Klienten wurde daraufhin der Fahrzeugführerschein von Amts wegen entzogen, da die beschriebenen Einschränkungen mit Orientierungsstörungen für die Teilnahme am Straßenverkehr eine Gefährdung darstellten.
Als Fußgänger war eine Begleitung angeordnet.
Der Rollstuhl drohte weiter.
Auch ist der Ausgang dieser Krankheit irreversibel und das alles in seinem Alter um die 46 Jahre.

*

Zu 3. Die **I m p o t e n z**

Krankheit bei Männern mit weitreichenden Partner und Beziehungsfolgen.
Wie diese Krankheit jemals wieder in ein gesundes Maß zurückgeführt werden kann ist auch hier ungewiss und irreversibel, wenn schon eine organische Ursache vorliegt.

… Die Giftsucht mit „**N i k o t i n**"
Liebe Leser,
sie streut und setzt sich im ganzen Körper fest, einem Gefahrenpotenzial für das
C o r o n a – V i r u s:
Folgeschäden durch gestreutes Nikotin im Körper sind irreparabel, also nicht mehr auf ein gesundes Maß rückführbar und es muss weiter mit körperlichen und psychischen Beeinträchtigungen gelebt werden.
Das große Problem bei Raucherkrankheiten ist immer,
den **N i k o t i n b e f a l l**
von Organen zu lösen.

Liebe Leser,
Sie glauben es nicht, bezüglich der 3 Fallbeispiele dominiert der weiße Glimmstängel noch immer und es wird weiter kräftig Nikotin in sich hineingepumpt.

… Aufgrund der beschriebenen diagnostizierten Krankheiten lehnte ich eine Suchtentwöhnung in Hypnose ab.
Jedoch eine prophylaktische Aufklärung und Beratung fand statt .

… Diese **Beispiele**
aus meiner Klientenarbeit sollen jeder Raucherkarriere mit
Toxikomanie,
übersetzt: **Die Giftsucht**
eine eindringliche Warnung für ein zerstörtes Leben sein.

*

… Doch nun Christoph,
schenken Sie mir weiter Ihre ganze Aufmerksamkeit für diese wichtige Aufklärung und Sorgfalt,
gepaart mit einer Art hypnotischer Gesprächsführung, um weiter über Folgeschäden aber auch über Selbstheilungsversuche aufzuklären.

*

… Die ich schon sagte,
die Lösung für Ihr Suchtproblem ist im Grunde ganz einfach:
Sie müssen nur das machen, was ich Ihnen in der Beratung und Hypnose sagen werde.
Das heißt, die posthypnotische Ausführung meiner Suggestionen nach der Hypnose, also das zu machen, was gesagt wurde und dieses zur willentlichen Anwendung zu bringen,
dann sind Sie Ihre „Giftsucht“ für immer los.
Klingt alles einfach, ist es aber nicht.
Doch darin liegt der Schlüssel, die Lösung für Ihr Suchtproblem und in Ihrer begeisterten Mitarbeit.
Denn so wie Sie die Sucht mit Begeisterung zugelassen haben, so arbeite ich sie mit der Hypnose wieder heraus.
Ich werde bei Ihnen mit leichten Hypnoseinduktionen zur Habituation,
das heißt die Gewöhnung daran, beginnen und in gesteigerten Hypnosevertiefungen in Ihr Unterbewusstsein eindringen.
Für die letzteren Tiefenhypnosen werde ich zum Schluss Verankerungshypnosen zur unauslöschlichen Festsetzung in Ihr Unterbewusstsein eingeben (einpflanzen).

„Das **I c h – S y n t o n**“ das heißt untrennbar zu Ihrer Persönlichkeit gehörend, gemeint ist das Rauchen, gehört dann nicht mehr zu Ihnen, zu Ihrer Persönlichkeit, **S i e l e h n e n** das Rauchen ab.
Diese **l i n e a r** (direkt) geführten Hypnoseinduktionen wird Ihr Unterbewusstsein bereitwillig aufnehmen, wobei der posthypnotische Befehl Ihre Suchtimpulse zum Rauchen blockieren wird. Der Befehl wird Sie daran hindern, zur Zigarette zu greifen.
SO baut sich eine willentliche Kontrolle über Ihr Rauchverhalten auf.

*

… Bitte, Christoph,
denken Sie zu Anfang bei den leichteren Hypnosen nicht,
das ist ja alles sehr sonderbar.
Um Ihr **S u c h t p r o b l e m** zu löschen, müssen Sie mir Ihr Vertrauen schenken.
Es hat eben alles seinen tiefen und wichtigen **S i n n** in einer Vorgehensweise, die Sie erst viel später verstehen werden. Seien Sie begeistert für eine wichtige Veränderung in Ihrem Leben und vertrauen Sie mir.

*

… Alle Suggestionen werden in
A f f i r m a t i o n e n
in Ihr Unterbewusstsein eingegeben, was bedeutet, es sind auf Ihre Persönlichkeit angepasste und nur positiv ausformulierte Suggestionen.
In keinem Fall negativ formulierte Suggestionen, die sich gegen Ihre Persönlichkeit, Moral oder Ihr Rechtsempfinden stellen würde.

*

… In der Hypnose dürfen Sie Ihre Gedanken nicht darauf fixieren, dass Sie nicht mehr rauchen sollen.
Denn das haben Sie ja Zeit Ihres Lebens gemacht und es soll jetzt
a u f h ö r e n,
das bringt natürlich Angst in Ihnen,
dass Sie nicht mehr rauchen sollen,
weil es durch die Hypnose verboten wird.
Das wären Störfelder und genau diese Störfelder machen eine ganze Hypnose
u n w i r k s a m
und unbrauchbar.

*

… Wir können nach so vielen Jahrzehnten Nikotinkonsum Ihrem Körper das Nikotingift
n i c h t
auf die Schnelle entziehen.
Ihr Körper und Gehirn haben gelernt, die Giftsucht anzunehmen.
Vereinfacht gesagt, Sie brauchen das Nikotin für Ihr Leben, um leben zu können, wie das tägliche Essen und Trinken.

… Mit der langen Suchtentwöhnung und dem für Sie eigens aufgestellten Zigarettennikotin Entzugsplan entziehen wir im Ausschleichprozess langsam mit Gewöhnung das Nikotin und andere Giftsubstanzen aus Ihrem Körper.
Ihr Körper erlebt dadurch einen Umgewöhnungsprozess, eine Art
K a t h a r s i s
(Körper und Seelenreinigung).
Der zusätzliche Nutzen hierbei ist, Körper und Psyche bekommen Zeit für eine
S e l b s t h e i l u n g.
Ein Selbstheilungsprozess wird in Gang gesetzt.
Hierbei ist es wie bei der Alkoholsucht: zuerst die Entgiftung und danach die Therapie, die nur nach einer Entgiftung des Körpers Tauglichkeitswert hat.

*

… Bei Nikotinentzugserscheinungen kann der Nikotinentzugsplan gestreckt werden,
was bedeutet, der tägliche, festgelegte Zigarettenkonsum bleibt auf einem Stückzahlniveu für den gestreckten Zeitraum stehen.
Jedoch darf keine lange zeitliche Unterbrechung oder ein Abbruch in dieser Streckung erfolgen.
Mit anderen Worten, Sie rauchen weiter in einer stehengebliebenen Tagesration.

*

… Am Ende der Suchtentwöhnung ist es sehr ratsam, einen Ersatz für das über Jahrzehnte und gewohnte Zigarettenhalten zwischen den Fingern zu finden.
Zum Beispiel bietet sich das Spielen mit einem Kugelschreiber zwischen den Fingern oder auch ähnliches an.
Wichtig dabei ist nur, nicht wieder in die alte gut trainierte Gewohnheit zurückzufallen,
die Kippe zwischen den Fingern.

*

… Ihre Begeisterung und innere Einstellung, die Nikotinsucht zu besiegen, ist sehr wichtig für das Gelingen.
Denn da passiert etwas Neues,
etwas Wichtiges in Ihrem Leben,
was nicht schlecht, sondern nur **g u t** sein kann.

… Ein Leitspruch hierfür ist:
Ich besiege die Giftsucht und nicht die Sucht **m i c h**.

*

… Die mächtigen Energiekräfte Ihres Unterbewusstseins stehen uns in der Hypnose zur Seite und zu unserer freien **V e r f ü g u n g**.
Es kostet uns nichts,
die Energie Ihres Unterbewusstseins zu nutzen und gegen Ihre Sucht einzusetzen.

*

… Die tägliche Beschäftigung mit der Autosuggestion, also die Selbsthypnose mit dem sich selbst Vorsprechen des Hypnosebefehls dient der zusätzlichen Einprogrammierung und Festsetzung in das Unterbewusstsein,
als eine parallele Energie zur Tiefenhypnose.

Durch beide Hypnoseeinwirkungen,
der Tiefenhypnose und der Autosuggestion
wird das Suchtgedächtnis mehr und mehr
g e s c h w ä c h t.
Man kann auch sagen, durch die laufenden Torpedierungen dieser parallelen Suggestionen verliert das Suchtgedächtnis mit seinen Zwangsimpulsen an **D o m i n a n z**,
bis zur letztlichen Aufgabe.

*

… Die alten erlernten Zwangsgedanken mit dem ständigen Gedankenkreisen um die Zigarette, werden durch eine Fixierung auf etwas anderes oder auch Angenehmeres, blockiert.
Zum Beispiel:
Mit Ablenkungen für Familienplanungen – Arbeitsaufgaben oder auch Hobbys und anderem,
bis die alten erlernten Suchtgedanken durch dieses ständige Training zusätzlich geschwächt werden.
Dieses Umlernen führt früher oder später zur Unterstützung der Extinktion,
also zur **L ö s c h u n g**
Ihres Suchtverhaltens.

… Durch den Hypnosebefehl mit dem festgelegten und einsuggerierten
C o d i e r u n g s w o r t
wird Ihr Unterbewusstsein Sie zur Ausführung an die tägliche Selbsthypnose (Autosuggestion) erinnern und Sie mit dem Griff zur Zigarette abhalten,
man kann auch sagen **b l o c k i e r e n**.

*

… Freuen Sie sich auf die Suchtentwöhnung und seien Sie begeistert.
Befreien Sie sich von der teuflischen Besessenheit und dem selbstauferlegten **Z w a n g** , denn Sie machen etwas richtig.
Die Rauchersucht, die Sie irgendwann zugelassen haben, war **f a l s c h**.
Korrigieren Sie die falsche Weichenstellung aus alter Zeit, die heute keine Berechtigung mehr zur Aufrechterhaltung hat.
Das wird Sie reicher und gesünder machen.

*

… **S u c h t**
ist eine anerkannte Krankheit,
die nicht auf die Schnelle ausheilbar ist.
Meine ganz individuellen und linear geführten Tiefenhypnosen mit einem parallel geführten Zigarettennikotin Entzugsplan und auf die Klientenpersönlichkeit ausformulierte Autosuggestion, wird Ihre Selbstheilungskräfte aus dem Unterbewusstsein zur Suchtentwöhnung **a k t i v i e r e n**.

*

… Alle drei **K o m p o n e n t e n**

1 . Die Tiefenhypnose
2 . Der Zigarettennikotin Entzugsplan
3 . Die Autosuggestion

Dieses aus meiner Hypnosefreiheit entstandene Hypnosekonzept ergibt eine geschlossene Einheit, die sich als sehr erfolgsversprechend erwiesen hat.
Würde auch nur eine Komponente in diesem 3er Verbund fehlen oder sei es durch mangelnde Mitwirkung meines Klienten, so wäre die Suchtentwöhnung wenig

Alles in allem ein geschnürtes, kompaktes Hypnosekonzept, das seinen **S i n n hat**.

… Stellen Sie sich doch mal vor,
Ihr Arzt müsste Ihnen sagen,
um weiter leben zu können, müssen wir Ihnen wegen Ihrer Nikotinsucht beide Beine
a m p u t i e r e n
(die Raucherbein-Vergiftung),
was den Rollstuhl für den Rest Ihres Lebens bedeuten würde,
mit Medikamenten Abhängigkeit und Betreuung rund um die Uhr, da ein eigenständiges Leben nicht mehr möglich wäre.
So würde dann Ihr Leben aussehen?

… Wäre das wirklich noch lebenswert oder ist Ihnen der weiße Glimmstängel immer noch
w i c h t i g e r
und für 2 amputierte Beine noch hunderttausende Euro auszugeben.

… Das wollen Sie doch tunlichst vermeiden.
Nur ein kranker Verstand könnte so etwas wollen.
Ich habe das **F i n a l e**
solcher Raucherkarrieren gesehen,
„M i r k a m e n d i e T r ä n e n“.

*

… Noch eine Anmerkung:
Beim Autofahren passen Sie doch auch auf , dass Ihnen nichts passiert, um nicht ums Leben zu kommen, warum also nicht beim **R a u c h e n**.
Sie planen mit Ihrem Rauchverhalten nicht Ihr restliches Leben, sondern Ihren
A b g r u n d
oder auch Ihren „**T o d**“ auf Raten.

*

… Noch ein Beispiel
zum Verständnis für unbewusstes Impulsreagieren.
Wie wir unseren Führerschein für das Autofahren gemacht haben, wie lange mussten wir üben bis wir verstanden haben das Auto in Bewegung zu setzen.
M e i n G o t t,
drei Fußpedale und nur zwei Füße
wie soll das bloß gehen.
Was für ein Kraftakt, das zu erlernen.
Jahre später überlegen wir nicht mehr, was wir machen müssen, um bei Gefahr richtig zu reagieren und zu bremsen.
Wir machen einfach die richtigen Reaktionen und Impulshandlungen.

So gut haben wir das Autofahren und das Problem mit drei Fußpedalen und zwei Füßen gelernt.
Also ist es doch möglich,
ein neu erlerntes Verhalten in unsere Persönlichkeit zu integrieren und einzubauen und so auch das Rauchverhalten zu ändern.

*

… Meine Hypnoseinduktionen,
sind immer in veränderten Suggestionstexten und in unterschiedlicher Reihenfolge,
W i e d e r h o l u n g s - S u g g e s t i o n e n,
damit Ihr Unterbewusstsein lernt, diese Einflüsterungen anzunehmen.
Genau wie in der Kinderschulzeit,
als uns der Lehrer immer und immer wieder an der Tafel aufschrieb,
bis wir mit unserem Lernbewusstsein verstanden haben zu lesen und zu schreiben.
Das Gleiche geschieht umlernmäßig auch mit dem Unterbewusstsein
und Impulsverhalten,
das Rauchen unter Kontrolle zu bringen.

*

… Nach der erfolgreichen Suchtentwöhnung holen Sie sich alles eingesparte Zigarettengeld zurück,
die mächtige Summe **G e l d**
die wir errechnet haben
Sie müssen nur **d u r c h h a l t e n**.

… Ein Suchtgedächtnis ist mit einer medikamentösen Behandlung oder mit homöopathischen Spritzen nicht löschbar unddies ist mir auch nicht bekannt.
Jedoch bietet sich dafür meine Hypnotische Suchtentwöhnung an
und was wichtig ist: Sie ist sehr verträglich ohne jegliche Nebenwirkungen.

*

…Durch den Zigarettennikotinentzugsplan beginnt eine Nikotinentgiftung in Ihrem Körper.
Das Nikotin wird im Ausschlussprozess dem Körper entzogen, so dass sich der Selbstheilungsprozess in Gang setzten kann.
Eine **n e u e** Chance für Körper und Psyche zur Regenerierung und Genesung.

*

… Durch die Hypnoseinduktionen und die Autosuggestion werden das Suchtgedächtnis und die Suchtimpulse abgeschwächt bis zur letztlichen **L ö s c h u n g**.
Gemeint ist, der unüberlegte Impulsgriff zur Zigarette wird blockiert.
Damit hat das Bewusstsein
(unser Tagesbewusstsein)
mehr Dominanz und Kontrolle über das Suchtverhalten übernommen.
Das Rauchen wird zwar bei anderen noch beobachtet,ist aber von untergeordneter Wichtigkeit, ohne ein Verlangen danach.

*

Die Autosuggestion (die Selbsthypnose) unterstützt den gesamten Umlernprozess für die Suchtentwöhnung.

*

… Ein **„T r i g g e r“,**
das ist ein vorher vereinbartes Codierungswort, das ich Ihnen per Telefon in unterschiedlichen zeitlichen Abständen einige Male vorsprechen werde, ohne eine weitere Konversation.

Nur das Codierungswort „mehr nicht“. Hierdurch wird Ihr Unterbewusstsein daran erinnert mit der Reaktion darauf, den posthypnotischen **B e f e h l** auszuführen. Gemeint ist das Rauchverbot im bewussten Zustand mit der willentlichen Kontrolle darüber keine unkontrollierten Impulshandlungen mit dem Griff zur Zigarette zu machen.

… Begeistern Sie sich für die Hypnotische Suchtentwöhnung.
Denn alles was uns begeistern kann gewinnt **M a c h t** über uns.
Das ist ein wichtiger Baustein gegen Ihre **G i f t s u c h t**.

*

… Der Mensch ist in seinem Verhalten undseinen Gewohnheiten **f o r m b a r**.
Er kann lernen und wieder umlernen oder auch verlernen.
Dazu zählt auch die Rauchgewohnheit und sieist eine reine Willens, Lern- und Interessenssache.

*

… Auf Wunsch biete ich Ihnen auch hypnotische Begleitgespräche zwischen den einzelnen Hypnosen an. Das ist eine intensive Konversation über die Suchtentwöhnung.

*

… Der posthypnotische Befehl,
den ich Ihnen in Hypnosetrance in Ihr Unterbewusstsein eingeben werde,
gemeint ist die Ausführung des Befehls nach der Hypnose nicht zu rauchen,
soll Sie **s c h ü t z e n** vor weiteren körperlichen und psychischen Folgeschäden durch Ihre Nikotinsucht.

*

… Bei Nikotinsucht, da kreisen die Gedanken ständig und kontinuierlich um die Suchtsubstanz, in Ihrem Fall in den Wachstunden von früh bis spät um die Zigarette und deren Beschaffung.

*

… Ein lustiges Beispiel
für Raucher, die den dringlichen Wunsch haben mit dem Rauchen aufzuhören.

… Der Tag hat 24 Stunden und Dauerrauchen tun Sie ca. 2 Stunden am Tag.
Ergebnis:
Sie sind doch somit schon 22 Stunden am Tag
r a u c h e r f r e i,
na, das ist doch wohl toll und schon mal ein guter Anfang, den Sie geschafft haben, um das alte Laster loszuwerden.

… Damit Ihnen noch einmal bewusst wird was eine Rauchvergiftung anrichten kann:
Wir kennen alle die Kohlendioxidvergiftung.
Ist man dieser ausgesetzt, ohne dem entrinnen zu können, zum Beispiel bei Unfällen, Katastrophen oder unkontrollierten Feuerquellen, dann macht das bei Einatmungen mit lebensgefährlichen Vergiftungszuständen **b e w u s s t l o s** bis zum Herzstillstand.

*

… Nikotintoxine
die sich schon im Körper gestreut und festgesetzt haben, werden über die Haut, Augen, Stimmklang, Atmung und Husten nach **a u ß e n** als Krankheitsanzeichen ausgegeben.

*

… Warum eine Suchtentwöhnung
lange dauert und nicht durch ein paar Hypnosen zu „**e l i m i n i e r e n**“ ist. Nikotin, Alkohol, Drogen und andere psychotrope **S ü c h t e** sind eine Krankheit und werden den Platz in Ihrem Körper nicht so einfach aufgeben wollen, da sie hartnäckig auf ihre Berechtigung bestehen, als fester Bestandteil Ihres „**I c h**“.

… Wenn das Suchtgedächtnis
nicht vollständig zur Extinktion, also zur Löschung gebracht wird, dann wird es immer wieder aufs Neue versuchen Sie zu beherrschen und zu dominieren.
Denn der Suchtgedanke diktiert Ihnen:
Du musst jetzt rauchen.
Du kannst nicht anders.
Greif zur Zigarette.
Dann geht es dir gut.

* * *

…Wichtig zu wissen:
Vergleichen Sie die hypnotische Suchtentwöhnung nicht mit den Bühnenhypnosen.
Sie dienen der **Illusion** und keineswegs der **Gesundheit**.

*

… Die Wiederholungshypnosen
dürfen auf keinen Fall abgebrochen werden!
Gestreckt, **Ja**, aber nicht über längere Zeit unterbrochen oder gar verschleppt werden.
Nur so wird das Suchtgedächtnis fortlaufend weiter beeinflusst und geschwächt.

*

… Man kann auch sagen,
Sie sind durch Ihre **S u c h t**
von etwas Teuflischem besessen.
Bauen Sie den festen **W i l l e n** dagegen auf
und befreien Sie sich durch die Hypnose von
Ihrer **G i f t s u c h t**.

*

… Es kann durchaus sein,
dass Sie schon einige gescheiterte Versuche
hinter sich haben, Ihre Rauchersucht zu
bekämpfen und besiegen zu wollen.
So ganz ohne kompetente Hilfe ist das
meistens nicht möglich.

… Viele meiner Klienten sind der Auffassung,
mit Psyche, Psychologie und Unterbewusstsein
nichts zu tun zu haben.

… Doch das ist ein Trugschluss.
Denn jeder hat eine Psyche und in den tiefen
Schichten der Psyche ein ganz eigenes, aus
seiner Biographie entstandenes und geprägtes
Unbewusstes.

*

… Sie sind in Ihre Rauchersucht und Abhängigkeit hineingewachsen und so müssen Sie auch wieder durch die hypnotische Suchtentwöhnung herauswachsen.
So, wie es in Ihren Körper und Geist hineingekommen ist, so arbeite ich es mit meinen hypnotischen Einwirkungen wieder heraus.

*

… Da sich Ihr Suchtgedächtnis über Jahrzehnte wie ein Prägestempel ausgeprägt und verpanzert hat, also Sie es sich sehr gut antrainiert haben, wird es mit den Hypnosen wieder
h e r a u s t r a i n i e r t.

*

… Das Geld
für Zigarettenpackungen werden Sie immer wieder ausgeben, warum also nicht für Ihre Suchtentwöhnung.
Einen Geldschaden werden Sie dadurch nicht haben.
Im Gegenteil, Sie werden für Ihre Gesundheit und Geld einen großen **G e w i n n** machen.

… Die Hypnosen
können je nach Wohlbefinden sitzend in einem bequemen Sessel oder auch liegend für den Trancezustand (Schläfrigkeit oder Tiefschlaf) durchgeführt werden und dauern bis zu 35 Minuten.
Alle Wiederholungshypnosen werden zeitnah in Absprache weitergeführt, wobei immer mit dem festgelegten
C o d i e r u n g s w o r t
wegbegleitend in Ihr Unterbewusstsein
zur Kontaktaufnahme eingedrungen wird.

*

… In den Hypnosen
dürfen keine Störgeräusche den Trancezustand beeinflussen oder ablenken.
Was bedeutet, Hausglocke, Telefon, offene Fenster und anderes sind hierfür unbedingt auszuschalten bzw. zu schließen.

*

… Die vorherige Festlegung des **Z i e l a u f t r a g e s**, in Ihrem Fall die Nikotinsuchtentwöhnung mit fester Absicht Ihrer Mitwirkung für einen erfolgreichen Ausgang und für den Hypnotiseur nachLegeartis, bedeutet, dass sie nach den Regeln der hypnotischen Heilkunst durchzuführen ist.
Machen Sie diese Wunderkur für Ihre Gesundheit mit.
Falsch werden Sie dadurch nichts machen, denn alle guten Argumente sprechen dafür.

*

… In den Hypnosen dürfen Sie keine gedankliche Zensur über die Suggestionen ausüben, auch das wären Störfelder.
Und das kann sich in Unbrauchbarkeit verlieren.

… Durch die verschiedenen
Hypnoseinduktionen nehmen Sie und ich gemeinsam Kontakt mit Ihrem Unterbewusstsein auf, bis die verschlossene Tür sich nach und nach langsam einen Spalt öffnet.
Mit den Folgehypnosen beginnt dann ein Arterienverschluss
H a b i t u a t i o n,
eine Gewöhnung für die Empfänglichkeit der Einsuggerierungen mit dem Auftrag,
den posthypnotischen Befehl nach der Hypnose zur Ausführung zu bringen,
und das Rauchen abzulehnen.

*

… Gut 25 Minuten
dauert die Hypnosetrance mit Schläfrigkeit oder bei der Tiefenhypnose der Tiefschlaf.
Es folgen gut weitere 5 Minuten für den posthypnotischen Befehl und erwird seine lebenslange Gültigkeit behalten.

*

Mit der Suchtausformung durch die synaptisch vernetzte Neuronen (Nerven)Struktur im Gehirn haben sich Suchtdenkmuster durch das jahrzehntelange Rauchverhalten entwickelt.
Doch durch die ständigen Hypnosen und Autosuggestionen wirkt diese Energie auf das Unterbewusstsein mit laufendem
W i d e r s t a n d
gegen die geprägten Denkmuster mit Abschwächung, bis zur letzlichen Aufgabe und Löschung von Suchtgedanken.
Am Ende glaubt man selbst in der festen Überzeugung „an ein Leben ohne Zigaretten".

*

… In den Hypnosen
arbeite ich mit einer sogenannten
R ü c k w i c k l u n g,
was bedeutet, durch Ablenkungen mit meinen Suggestionen **v o r b e i**
an dem bewussten Zustand meines Klienten, um weiter zu den tiefen Schichten
s e i n e s Unterbewusstseins vorzudringen.

… Jede Art von Zigarettenwerbung ist eine **M a n i p u l a t i o n** an Ihrem „D **e n k e n**“ und Impulsverhalten und gleicht somit einer Gehirnwäsche, die sich lernmäßig und unkontrolliert verselbstständigen wird und so erst viel später als manipulatives Kaufverhalten hervortritt als **I c h – S y n t o n** (untrennbar), daszu Ihrem Kauf- und Suchtverhalten gehört.

*

… Sie haben im Laufe der vielen Raucherjahrzehnte gegen den kalten und abgestandenen Zigarettengestank eine Unempfindlichkeit entwickelt.
Sei es Ihre Kleidung betreffend oder Ihren Atem und anderes, das Ihr Geruchssinn widerstandslos annehmen musste, jedoch für Nichtraucher unangenehm und eine Belästigung darstellt.
Mit einem angenehmen Geschmack und Genuss hat das Rauchen nach allen vorgetragenen Argumenten wenig zu tun.

*

… Durch Ihre tägliche
R a u c h Rhythmusgewohnheit halten Sie Ihre Sucht weiter aufrecht und in **G a n g**.
Eine Auszeit oder Unterbrechung ist dadurch ausgeschlossen.

*

… Sucht
ist vergleichbar mit **H u n g e r**,
also Ihr Hunger und die Gier nach dem Nikotingift und Sie sind damit in sich selbst gefangen.
Ein Leben ohne **N i k o t i n**
ist für Sie nicht vorstellbar?

*

… So wie Sie in dieses Labyrinth,
den Irrgarten, hineingekommen sind, so führe ich Sie mit den Hypnosen ganz sanft wieder heraus.
Sie müssen nur meinen Anweisungen folgen und sie vor allem **b e f o l g e n**.

*

… Zigarettennikotin
ist ein starkes Toxin,
das Anteile von Insektenvernichtungsmittel,
Teer und andere chemische Giftsubstanzen
beinhaltet.

*

… Woran erkennen Sie Ihre Nikotinsucht.
Verdeutlicht gesagt:
… Ich kann nicht anders.
… Ich muss rauchen.
… Ich brauche das, damit es mit weiter gutgeht
… Meine Gedanken kreisen immer und
ständig, auch in anderen wichtigen Situationen
um die Zigarette und das Rauchen.
… Ich bin willenlos, mich dagegen zur Wehr
zu setzen.

*

… Eine wichtige Frage:
Wenn Sie einen Zeitsprung zurück in Ihre tiefe
Vergangenheit machen könnten,
würden Sie noch einmal das Rauchen anfangen
oder lehrte Sie das Leben doch etwas anderes?

*

… In den Hypnosen
wird nichts erzwungen oder einsuggeriert, was gegen Ihre moralische Einstellung, Ihr Rechtsempfinden oder selbstschädigend ist.

*

… Die abgeschwächten leichteren Hypnosen werden in einem herabgesetzten Bewusstseinszustand,
im Fachbegriff
S o m n a m b u l i e – Zustand
durchgeführt, was bedeutet, im Halbschlaf mit eingeschränkter Wahrnehmungsfähigkeit.

*

… In meinen Hypnosen,
sind die Suggestionstexte so ausformuliert, dass sich mein Klient von den Worteinflüsterungen eine bildliche Phantasievorstellung machen kann.
Das bedeutet, die Bildersprache für ein kleines Kopfkino.
Der tiefe Sinn dieser Bildersprache ist das Unterbewusstsein. Es ist für eine bildliche Vorstellung empfänglicher als **n u r** linear geführte Worteingebungen.

… Ein „**T r i g g e r**“
das ist ein einsuggeriertes
C o d i e r u n g s w o r t.
Dieses Codierungswort, fest im Unterbewusstsein verankert, ist im Nachhinein nicht mehr löschbar und hat zeitlebens für den Klienten seine Gültigkeit mit Erinnerung an den posthypnotischen Befehl „**n i c h t**“
zur Zigarette zu greifen.

*

… Durch die Hypnosen
wird Ihr Suchtgedächtnis praktisch umprogrammiert, da sich Ihr Denken immer und ständig mit der Suchtsubstanz, dem Nikotin und dem Rauchen, beschäftigt.
Sie hangeln sich somit immer von einer Zigarette zur nächsten den ganzen Tag hindurch.
Bis der Schlaf sich meldet, kreisen Ihre Gedanken um die Zigarette,
vielleicht doch noch eine zu rauchen, um besser schlafen zu können.

… **W e l c h e i n T r u g s c h l u s s** .

… Wir nutzen in unserem Wachzustand um die 10 % unseres Gehirn- und Denkpotentials. Die restlichen bis zu 90 % schlummern und liegen brach in den tiefen Schichten als ungenutzte Energie.

… Diese mächtige Energie nach dem
E i s b e r g m o d e l l ,
die Eisbergspitze 10 %
unter der Wasseroberfläche 90 %,
die wir uns als schlummernde Energie für die Suchtentwöhnung zur Beeinflussung und Löschung Ihres Suchtgedächtnisses und Impulsverhaltens **n u t z b a r** machen.
Diese Energiekraft, die da ist, und nicht mehr kostet als Ihren festen **W i l l e n**
„Ja zu sagen“
gegen Ihre Nikotinsucht.

*

… Eine „**P a s s u n g**”,
gemeint ist eine gewisse Stimmigkeit zwischen Klient und Hypnotiseur ist eine wichtige Voraussetzung für das Gelingen der hypnotischen Suchtentwöhnung.

Der Klient soll sich **g u t** aufgehoben fühlen
und keine gedanklichen und gefühlsmäßigen
Widerstände aufbauen
oder im Laufe der Hypnosen entwickeln.
Antipathie und Ablehnung sind gemeint,
um Störfelder in der Hypnose zu vermeiden.

*

… Alle Suggestionen
sind ausgerichtet auf das Hypnoseziel
„**R a u c h e n t z u g**“, Nikotinentzug,
mit positiv formulierten Suggestionstexten , die
beruhigend im Stimmklang in einer Art
Stimmmelodie als Flüstersprache einsuggeriert
werden.

*

… Bei einer Sucht
mit einem Substanzverlangen, wird immer eine
innere **L e e r e** mit Selbstwertschwäche
ausgefüllt für eine Art Hoch und
Selbstwertgefühl.
Man traut sich einfach mehr zu, was ohne die
Substanz schlecht möglich oder mit Hemmung
verbunden ist.
Vor allem bei Alkohol und Drogen mit
Bewusstseinserweiterungen, aber auch mit
N i k o t i n.

… Selbsthypnose und Tiefenhypnose,
so kann man sagen, ist ein
m e d i t a t i v e r
Versenkungszustand mit Lenkung am
bewussten Zustand vorbei,
In den Versenkungs- und
T r a n c e z u s t a n d.

*

… Man kann es gar nicht so recht glauben ,
dass jeder von uns täglich in eine Art
hypnotischen
T r a n c e
und Versenkungszustand ganz unbewusst
verfällt,
zum Beispiel:
Der Dämmerzustand vor dem Einschlafen oder
nach dem Aufwachen und Aufstehen.
Das noch nicht **v o l l Dasein** ist gemeint,
man torkelt noch so gedankenlos herum.
… Oder das Faulenzen im Sonnenliegestuhl.
Unser reales Wahrnehmen und das Geschehen
um uns herum wird nur noch bedingt und trübe
oder stark eingeschränkt wahrgenommen und
unsere **S i n n e** schwinden in andere Sphären
und Horizonte.
Dieses sind schon leichte Versenkungs- und
Trancezustände.

*

… In unserem Unterbewusstsein sind alle Erfahrungen, die wir das ganze **L e b e n** machen mussten, eingelagert und gespeichert, wie in einem ernergiemächtigen Computer. Jedoch mit den 10 % unseres Gehirnpotentials haben wir keinen Zugriff darauf.
N u r in einem tiefenhypnotischen Versenkungszustand
ist ein Zugriff auf diese abgespeicherten Lebenserfahrungen möglich.

*

… Solange wir unsere Gedanken nicht unter Kontrolle bringen können, sind wir unserem Sucht- und Impulsverhalten hilflos
mit dem Griff zur Zigarette ausgeliefert.

*

… Noch ein Beispiel,
wie sich bildhafte Erinnerungen einprägen:
Vor vielen Jahren haben wir im Kino einen Film mit großer Begeisterung angesehen.
An Filmausschnitte und Bildszenen können wir uns mitunter lebenslang gut erinnern,
jedoch an gesprochene Worte nicht.

Unser Unterbewusstsein ist eben für eine bildhafte Sinnesübertragung empfänglicher gewesen.

*

… Das über Jahrzehnte gut antrainierte Suchtgedächtnis besteht nun auf seine Berechtigung und seinenfesten Platz in Ihnen.
Es wird den Platz nicht freiwillig räumen wollen, was Jahrzehnte sein Platz war.
Ihr Suchtgedächtnis wird sich weiter wehren mit der Diktierung,
… Das ist mein Platz in dir,
den habe ich mir schwer erarbeitet,
den will ich behalten.

*

… Alle Suchtkarrieren,
sei es substanzbezogenen oder nicht, haben mit einer sehr frühen und falschen Weichenstellung für das Leben angefangen und haben sich pathologisch ausgeformt.
Sei es die

- Nikotinsucht
- Esssucht
- Drogensucht
- Alkoholsucht
- Glücksspielsucht
- Internetsucht
- Erfolgssucht

und viele andere erworbenen **S ü c h t e**.
Jedoch wird das Rauchen als gesellschaftlich akzeptabel angesehen und die Begriffe pathologischer Nikotinrausch und Suchtverhalten mit Folgekrankheiten schöngeredet
und in der Zigarettenwerbung verharmlost dargestellt.

… Es ist ja alles **n i c h t** so schlimm,
raucht nur weiter, denn Ihr tragt die Verantwortung für euch **s e l b s t**,
nicht der Hersteller oder Vermarkter.

… Verantwortliche sind wohl wissend darüber, um sich dann manipulativ aus jeglicher Verantwortung zu stehlen oder diese weiterzugeben.

*

… Alle psychotropen Substanzen mit einem pathologisch erworbenen Denk- und Impulsverhalten haben nur den einen
A u f t r a g,
das Leben zu zerstören und keineswegs lebenswert zu machen.
Dazu gehört auch **N i k o t i n**.

*

“**N u n C h r i s t o p h**“,

das war ein ellenlanges Sorgfalts- und Aufklärungsgespräch zur Vorbereitung auf Ihre hypnotische Suchtentwöhnung.
Hier wurden im Vorfeld schon
Angst, Zweifel, Bedenklichkeiten und Sorgen besprochen, um Störfelder in den Hypnosen vorzubeugen.
Aber auch eine
p r o p h y l a k t i s c h e H i l f e
für gesunde Ratsuchende mit Zuversicht und Hoffnung, das Suchtproblem zu lösen.

Eine unvorbereitete oder fehlerhafte
Aufklärung kann eine hypnotische
Suchtentwöhnung
unbrauchbar machen.

*

Liebe Raucherfreunde,

allein schon wenn Sie sich durch dieses
Kapitel
der Aufklärung – und Sorgfalt angesprochen
fühlen und sich unter strenger Beachtung
meiner
fachlichen Ratschläge und Vorgehensweisen in
Eigentherapie begeben wollen,
werden Sie mit einem erfolgreichen Ausgang
Ihre Nikotin- und Rauchersucht besiegen.
Versuchen Sie es doch einmal,
es wird sich lohnen.
Ihre **Chancen** dafür stehen **gut,**

nämlich 1 zu 1:

Sie gegen sich selbst.

Ende.

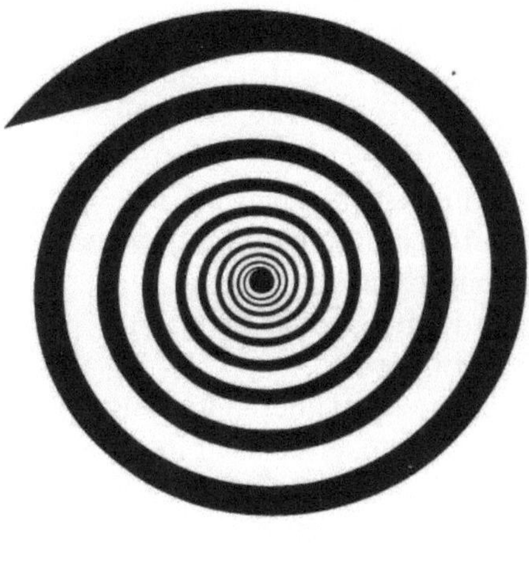

K a p i t e l 6

A u t o s u g g e s t i o n

Der Selbstheilungsversuch.
Die Selbsthypnose als 1. Weg für die Hilfe zur Selbsthilfe.

* * *

Autosuggestion,
die Selbsthypnose als Hilfe zur Selbsthilfe,
auch benannt als ein Weg, sich selbst
n e u
zu finden und sie ist ein
h y p n o t i s c h m e d i t a t i v e s
Selbstbeeinflussungswerkzeug
in eigener Regie auch als eine Art
R e f r a m i n g ,
was bedeutet, eine Umetikettierung.
Etwas was stört oder belastet in ein anderes Licht zu stellen oder in einem anderen Zusammenhang zu sehen und sich vorzustellen.

Etwas Negatives in positive Gedanken
umzuwandeln.
Gemeint ist sich selbst immer und immer
wieder etwas **e i n z u r e d e n** ,
für eine Verhaltensänderung als
Umlernvorgang,
um das los zu werden was störend oder
negativ beeinträchtigt,
mit dem
… Das will ich nicht mehr,
… Das soll und muss weg.
Im Fall von Christoph das **R a u c h e n**
als negatives Laster zu verabschieden.
Auch die Autosuggestion in hypnotischer
Selbsttherapie mit der festen inneren
Einstellung dazu dringt in die tiefen Schichten
des Unterbewusstseins und wirkt auf das
gewohnte Denk - und Impulsverhalten ein
mit dem **Z i e l,**
die Zigarette soll weg.

*

… Nachfolgend die Vorgehensweise der Autosuggestion in fünf verständlichen Schritten.

*

S c h r i t t 1

Die ernste Absicht mit der gedanklichen Auseinandersetzung endgültig mit dem Rauchen aufhören zu wollen.
Diese gedankliche
G r u n d e i n s t e l l u n g
ist eine wichtige Voraussetzung für den späteren Erfolg Ihres Begehrens.

*

S c h r i t t 2

In einer sehr ruhigen und entspannten Stunde nehmen Sie sich ein großes Blatt Papier und fangen an Ihren Autosuggestiontext auszuformulieren und in **g r o ß e n** Blockbuchstaben aufzuschreiben, **w a s** Ihnen wichtig ist.
Sich förmlich den festen Entschluss von der Seele zu schreiben.

Dieser selbstverfasste Text könnte im Fall von Christoph so aussehen:

*

... ICH CHRISTOPH,
BIN „NICHT" MIT EINER ZIGARETTE IN DER **H A N D**
AUF DIE WELT GEKOMMEN,
ICH HABE DAS **R A U C H E N**
EINMAL ERLERNT UND WAS ICH
F A L S C H
ERLERNT HABE, DAS KANN ICH AUCH WIEDER VERLERNEN .
IN DIESEM **S A T Z**
SCHWINGT VIEL HOFFNUNG FÜR MICH MIT.
ICH WERDE WENIGER UND WENIGER ZIGARETTEN RAUCHEN,
BIS MEIN **Z I E L**
ZUR LETZTEN ZIGARETTE ERREICHT IST
ICH BRECHE AUS MEINEM GEISTIGEN GEFÄNGNIS AUS.

MEIN CODEWORT DAFÜR IST,

F Ö – T O R F Ö – T O R

E n d e

*

...**F ö - T o r**,
liebe Leser,
ist ein Codierungswort als seltenes Wort
aus der Psychotherapie, was übersetzt bedeutet,
ü b l e r G e r u c h.
Natürlich können Sie sich auch ein anderes
selbst erwähltes Codewort aussuchen.
Wichtig dabei ist nur, sich ein Codierungswort
einzugeben, das Sie an Ihr Vorhaben
zuverlässig erinnern wird, den hypnotischen
Befehl zu befolgen und das Rauchen
abzulehnen.

*

S c h r i t t 3

Diesen Suggestionstext
sodann gut sichtbar in Augenhöhe an einigen
wichtigen Stellen in Ihrer Wohnung oder Ihrem
Haus zu platzieren.

Zum Beispiel:
In der Küche bei Handhabungen oder im Bad am Spiegel, auf dem Esstisch oder ähnlichem, um den Suggestiontext im Vorbeigehen wahrzunehmen, so dass bei jedem Gang durch die Wohnung eine Erinnerung mit der gedanklichen Auseinandersetzung daran oder auch mit dem lauten Selbstsprechen der Suggestionstext eingelenkt wird.
… Wichtig ist, morgens nach dem Aufstehen die sogenannte
Spiegeltechnik
im Bad vor dem Spiegel beim Frisieren oder Rasieren,
sich den Suggestionstext einzugeben,
da nach dem Aufstehen noch eine Art
Trancezustand besteht.
Das morgendliche, noch nicht volle Dasein ist gemeint.
In diesem Zustand ist das Unterbewusstsein sehr empfänglich für Selbstsuggestionen (Selbteinflüsterungen).

*

S c h r i t t 4

Stellen Sie sich sehr entspannt und
ruhig atmend vor den Badespiegel.
Sehen Sie sich in Ihr Gesicht und fixieren Sie
Ihre Augen **v e r t i e f t** auf Ihre Pupillen,
Ihre Augen sind in diesem Moment das Fenster
zu den tiefen Schichten Ihres
Unterbewusstseins,
(**I h r e r S e e l e**).
Lenken Sie sich dabei „**n i c h t**" ab und halten
Sie den Blick fest zu Ihrem Spiegelbild.
Sollte Ihr Blick dennoch einmal abweichen,
dann fangen Sie ihn in Ihrem Spiegelbild
wieder ein und fixieren Sie ihn aufs Neue.
Sprechen Sie sich nun Ihren Suggestionstext
einige Male laut mit dem abschließenden
Codierungswort vor.
Wie im Beispiel Christoph,
F ö – T o r.

*

S c h r i t t 5

Das alles sind tägliche kleine Wiederholungsrituale, die zu den verschiedensten Tages- und Situationszeiten durchgeführt werden sollten.
Der Suggestionstext ist leicht zu lernen, so dass ständige Wiederholungen wo immer Sie sind zur festen Gewohnheit werden.

*

… Das nun ist
A u t o s u g g e s t i o n
in einem selbst eingelenkten meditativen Versenkungszustand.

… Diese Art von Selbstvertiefung hat auch
seine **W i r k u n g**
besonders dann, wenn Sie ruhig und entspannt
in Ihrem bequemen Sessel sitzen und
R e v u e über Ihren Suggestionstext passieren
lassen oder auch vor dem Einschlafen,
tonbandmäßig den **T e x t**
gedanklich durchspielen und wiederholen.

*

… Ein langes Zeitfenster,
beansprucht die Autosuggestion schon,
für keine schnelle und voreilige Erwartung
„**r a u c h f r e i**“ zu werden.
Es muss dabei immer bedacht werden, dass
was sich über Jahrzehnte an Gedankenmuster
und Suchtverhalten ausgeformt hat,
lässt sich nicht ohne weiteres auf die Schnelle
e l i m i n i e r e n.
Nur viel Ausdauer mit konstantem
Willensaufbau bewirken den „**E r f o l g**“
in dieser Eigentherapie.

*

Die Logik dabei ist einfach zu erklären.
Denn wenn man etwas lange genug macht,
ist das mit einem
L e r n e f f e k t
verbunden, was letztlich lehrmäßig vom
Gehirn (Hippocampus) aufgenommen wird.
Im vorliegenden Fall das starke Begehren,
N i c h t r a u c h e r zu werden.

… Unserem Lernorgan **G e h i r n**
ist es letztlich egal, was ihm eingegeben wird.
Es nimmt alles das auf, was ihm lehrmäßig
zugeführt wird.
Es macht keinen Unterschied, ob etwas
r i c h t i g, falsch, irreal oder auch
selbstschädigend ist.
Es verarbeitet das vorhandene Potential, was
ihm zugeführt wurde wie ein energiemächtiger
Computer.

*

… Hierzu noch ein kleines, lustiges Beispiel
zur Verdeutlichung:
Ein Bauer, der jährlich sein Feld bestellt.
Im 1. Jahr pflanzt er Kartoffeln,
sodann wird er auch Kartoffeln ernten.
Im 2. Jahr, da pflanzt er Rüben
und wird auch Rüben ernten.
Im 3. Jahr **a b e r**,
da vergisst er, irgendwas zu pflanzen.
Was meinen Sie wohl was dann auf seinem
Feld wächst?
Es wird **U n k r a u t** wachsen und er wird
Unkraut ernten **m ü s s e n**.

… Und so ist es auch mit unserem Lernorgan
„Hippocampus".
Es nimmt und kann nur das aufnehmen, was
ihm eingepflanzt wird, wobei es egal ist, was
gerade eingepflanzt oder gesät wird,
es verarbeitet alle Eindrücke, ob es richtig,
falsch, Unfug oder auch selbstschädigend ist.
So auch das erlernte Suchverhalten.

… Blättern Sie doch einmal in Ihrer eigenen Vergangenheit zurück, was Sie alles lernen mussten, aber auch wieder umlernen oder gar vergessen und verlernt haben.
Also ist es doch möglich, mit der nötigen Willens- und Entschlusskraft wieder Dinge zu verändern, die **S i e** nicht **wollen**.
Mit dem ständigen Bemühen und mitAusdauer wird Ihnen so manches gelingen, was Sie „**n i e**" für möglich gehalten hätten.

*

… Durch die ständigen Autosuggestionen wird Ihr Unterbewusstsein fortlaufend beeinflusst und somit Ihrem Bewusstsein mehr willentliche Kontrolle über Ihr
D e n k e n und **V e r h a l t e n**
übertragen.
Für eine
A u t o s u g g e s t i o n,
nach all meinen Ausführungen aus Kapitel 5 Sorgfalt- und Aufklärung dürfte Ihnen der Entschluss dazu nicht mehr schwerfallen.
Denn gute und fachlich richtige Argumente sind Ihnen nun zur Genüge bekannt.
Der **Tattrieb**
sollte bei Ihnen geboren sein.
Fangen Sie an, Zeit für Untätigkeit ist genug vergangen.

E n d e.

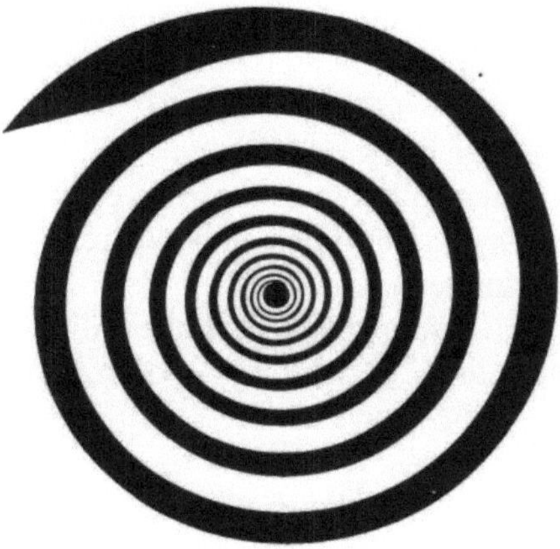

Kapitel 7

Die
Tiefenhypnose

mit einem posthypnotischen Befehl.

* * *

Nun liebe Leser,
bin ich angekommen bei dem wichtigsten und etwas geheimnisumwitterten Kapitel meines Buches
die Tiefenhypnose,
die ich Ihnen so gut wie möglich verständlich machen werde, um Ihnen einen kurzen Einblick in die tiefen Schichten des Unterbewusstseins zu ermöglichen, die jeder von uns hat und in sich trägt, aber mit unserem normalen Tagesbewusstsein
„**nicht**" zugänglich ist. Denn das Unterbewusstsein ist das, was dem Bewusstsein „**nicht**" zugänglich ist.
Die Tiefenhypnose, auch als Fremdhypnose benannt, da Sie nicht wie bei der Autosuggestion als Selbsthypnose durchgeführt wird,
sondern von einer zweiten Person
dem Hypnotiseur.

Für einen einsuggerierten posthypnotischen Befehl, fest verankert im Unterbewusstsein. Der nach der Hypnose ausgeführt werden soll und seine Gültigkeit behält.
Im Fall von Christoph das Rauchen willentlich abzulehnen.

… Meine Suggestionstexte sind intensiv und linear für eine direkte Einwirkung in das Unterbewusstsein ausformuliert,
um festgesetzte und hartnäckige Impulswiderstände zu blockieren und zurückzudrängen.
Jedoch so angemessen , dass sich Christoph keinem gedanklichen Zweifel oder Zwang ausgesetzt fühlt
oder sich Angst und Unwohlsein während der Hypnose einschleichen können.
Dieses bedarf eines sehr einfühlenden und empathischen Vorgehens.
Übersetzt im psychotherapeutischen Vorgehen nennt sich das,
… **Ein emphatisches Einfühlungsvermögen**
… Ich fühle, was du fühlst
und ich denke, was du denkst.

*

… Um die linear geführte Einsuggerierung in meiner Betonung, im Sprachausdruck und Stimmklang nicht zu überspannen, ist die Einflüsterung auf die Persönlichkeitsstruktur von Christoph emphatisch ausgerichtet.

…Gemeint ist, bei einem sehr empfindsamen Klienten ist es eine abgeschwächte Form meiner linear geführten Suggestion, eine Art **Stimmmelodie**.

… Und bei einer eher robust
geratenen Persönlichkeit,
das direkte und linear geführte Vorgehen der Einsuggerierungen.
Alles in allem darf kein Unbehagen oder innerer
Widerstand bei diesem Vorgehen entstehen.
Ganz wichtig ist auch,
keine Suggestionsformulierungen einzubringen,
die sich gegen die Moral und Sittlichkeit oder das Rechtsempfinden des Klienten richtet.
Auch anmaßende Berührungen während der Hypnose sind untersagt.

*

… Weiterführende Hypnosen sind Wiederholungshypnosen
mit teilweisen intensiveren und veränderten Suggestionstexten, ausgerichtet auf das Ziel der hypnotischen
„S u c h t e n t w ö h n u n g“

*

… Parallel zu den Tiefenhypnosen wird von Christoph die Autosuggestion in täglich kleinen **R i t u a l e n** ausgeführt.
… Der bei Christoph ausgelegte und zu seiner eigenen Kontrolle
Z i g a r e t t e n n i k o t i n e n t z u g s p l a n
mit der täglich vorgegebenen Zigarettentagesration, erstreckt sich über viele Monate bis zum Finale seiner letzten Zigarette und wird von mir bei jedem Besuch auf Einhaltung überprüft und in Absprache neu festgelegt.
Der Zusatznutzen für Christoph mit diesem Zigarettenentzugsplan besteht darin,
dass sich ein gedankliches Zählwerk über seinen täglichen Zigarettenkonsum aufbaut und das eine verstärkende Wirkung mit Schwächung auf das alte Suchtgedächtnis und Rauchverhalten hat.

*

… Zur weiteren Unterstützung wurden mit Christoph Überraschungstelefonate vereinbart, für das von mir durchgesagte Codierungswort
F ö – T o r F ö – T o r
mit keiner weiteren Konversation.
Dieses dient einer weiteren Botschaft mit Erinnerung an sein Unterbewusstsein, den hypnotischen Befehl zu befolgen und den Nikotinentzugsplanbis zu der letzten Zigarette zu befolgen.

*

Diese vier Hypnosekomponenten

1 . Die Tiefenhypnose

2 . Die Autosuggestion

3 . Der Zigarettennikotinentzugsplan mit dem gedanklichen Zählwerk über den täglichen Zigarettenkonsum

4 . Das Codierungswort per Telefon

Außer der Tiefenhypnose, sind für Christoph feste Tagesrituale für den gesamten Suchtentwöhnungsverlauf wichtig.
Der Zeitrahmen hierfür richtet sich je nach Ausprägungsgrad der Persönlichkeitsstruktur, dem Widerstandsverhalten und der Mitwirkung des suchtabhängigen Klienten und kann sich über einen längeren Zeitraum hinziehen.
Einen pauschalen Zeitrahmen hierfür vermag ich aus den vorgenannten Gründen nicht festzulegen.
Auf keinen Fall ist allein schon wegen dem gestreckten Zigarettennikotinentzugsplan keine kurzfristige Suchtentwöhnung zu erwarten.

*

… Es sei darauf hingewiesen,
dass meine Suchtentwöhnung keine Schulmedizin für somatische oder psychisch diagnostizierte Erkrankungen ersetzt.
Jedoch bewirken meine Hypnoseinduktionen, dass dem Organismus bei Einhaltung des Zigarettenentzugsplan keine weiteren Giftsubstanzen zugeführt werden,
sondern der Organismus zur Unterstützung der Schulmedizin entgiftet wird.

*

… Eine Diagnostik für eine physische oder psychische Erkrankung war Christoph nicht bekannt, so dass die hypnotische Suchtentwöhnung seine Anwendung finden konnte.
Da nun im Vorfeld alles eingelenkt und ausführlich geklärt war, standen die ersten Termine für die Hypnoseinduktionen mit Christoph und sollten auf ausdrücklichen Wunsch in seinem geschützten heimischen Bereich durchgeführt werden.

*

… Christoph waren die Vorbereitungen zur Hypnosedurchführung bekannt.
Die „Du“ Anrede mit seinem Vornamen in den Hypnosen macht die Beziehung vertrauter und intensiver.
Bequem und entspannt in seinem großen
R e l a x I n g s e s s e l,
im angenehm klimatisierten Wohnzimmer, stark abgedunkelt und Geräuscheinflüssen vorgebeugt nahm Christoph die Ruhestellung ein.
„Ich“ links etwas schräg versetzt hinter ihm sitzend in einem kurzen Abstand zu seinem Kopfteil.

Eine leise vernehmbare Wellness-
Entspannungsmusik im Hintergrund als
Geräuschkulissefüllte den Raum in
vollkommene entspannte Ruhe aus.

*

… Christoph verweilte schon einige Zeit zur
Vorentspannung in diesem Ruhezustand als ich
mit meiner Einsuggerierung zum
T r a n c e s c h l a f begann.
In der Psychotherapie als
S o m n a m b u l i e – Z u s t a n d,
was bedeutet schlafwandlerisch
ein-halb wach , ein halb Schlaf.
Ein **V e r s p r e c h e n** von mir in diesem
Zustand der Einsuggerierung gleicht einer
Sünde und könnte den ganzen Trancezustand
unbrauchbar machen.

… Nun, liebe Leser,
wenn Sie möchten
tauchen Sie gedanklich oder in Ihrer Phantasie
mit ein in die **H y p n o s e**
und fühlen Sie mein Vorgehen emphatisch mit,
für eine unwiederbringliche **E r f a h r u n g**
die Ihr Leben nur bereichern kann.

**In Folge nun
die Tiefenhypnose
mit einem
posthypnotischen Befehl.**

… Christoph,
schließe deine Augen und mach es dir jetzt einmal ganz bequem.

* * *

… Atme ganz langsam und gleichmäßig und entspanne dich dabei.

* * *

… Und jetzt Christoph,
deine ganze Aufmerksamkeit nach innen in deine Gefühlswelt richten.

* * *

… Deine Arme und Beine ganz locker und entspannt lassen.

* * *

… Nichts mehr wollen, einfach treiben und geschehen lassen, meine Stimme auf dich einwirken lassen.

… Christoph,
einfach treiben lassen,
einfach geschehen lassen.

* * *

… Du atmest jetzt ganz ruhig und gleichmäßig,
ganz ruhig und gleichmäßig
und du bist dabei vollkommen gelöst von allem Tagesgeschehen.

* * *

… Du fühlst dich ganz ruhig und noch ruhiger,
alle Last fällt nun langsam, langsam von dir ab.

* * *

… Christoph,
spüre doch wie eine wunderbare Ruhe sich in deinem ganzen Körper ausbreitet.

* * *

… Und nun konzentriere dich einmal auf deine Beine, einfach auf deine Beine konzentrieren.

* * *

… Du spürst und fühlst ganz deutlich wie
deine Beine ganz schwer werden.

* * *

… Immer schwerer werden deine Beine,
immer schwerer und schwerer
und noch schwerer.

* * *

… Christoph
und jetzt konzentriere dich auf deine Arme,
deine Arme werden jetzt auch ganz schwer,
immer schwerer und schwerer
werden deine Arme.

* * *

… Immer mehr Schwere fließt in deine Arme
und in deine Beine.

* * *

… Deine Arme und Beine werden immer noch
schwerer, immer noch schwerer und noch
schwerer, schwer wie Blei.

* * *

… Christoph
auch deine Augenlider werden jetzt immer schwerer, ganz schwer und immer noch schwerer,
schwerer und schwerer.

* * *

… Deine Augen sind geschlossen und bleiben auch geschlossen.

* * *

… Christoph,
du versinkst immer noch weiter und weiter in dieses wunderbare Gefühl der Müdigkeit.

* * *

… Immer müder und müder wirst du,
immer müder und noch müder wird dein Körper und Geist,
einfach ganz müde werden.

* * *

… Werde müde, Christoph,
alles in dir versinkt in tiefer, tiefer Ruhe.
Ganz tief ist deine Ruhe.

* * *

… Christoph,
alles was ich dir jetzt sage,
wird in dein Unterbewusstsein eindringen,
jedes Wort von mir wird sich für immer
und unauslöschlich in deinem
Unterbewusstsein festsetzten,
u n a u s l ö s c h b a r Christoph.
U n a u s l ö s c h b a r Christoph.

* * *

… Du wirst den Hypnosebefehl,
den ich dir gebe, befolgen wie ein **S o l d a t,**
Christoph, wie ein Soldat.
… Folge weiter meiner Stimme.
… Ich werde jetzt von 10 bis 1 rückwärts
zählen
und mit jeder Zahl versinkst du
weiter und weiter,
tiefer und tiefer
in deinen **H y p n o s e s c h l a f**.

* * *

… 10 . . Christoph, schlafe nun langsam,
langsam ein.

… 09 . . Schlafe ein, schlafe ein, Christoph

… 08 . . Schlafe ein, Christoph.
Schlafe nun langsam ein.

… 07 . . Schlaf ein
und ruhe tief in dir.

… 06 . . Du wirst immer müder und müder und
noch müder.

… 05 . . Du versinkst immer weiter und tiefer
und tiefer in dir.

… 04 . . Langsam bist du eingeschlafen
schlafe, schlafe, schlafe.

… 03 . . Schlafe, schlafe, schlafe
und ruhe tief in dir.

… 02 . . Christoph, schlafe tief und fest,
alles in dir ist versunken.

… 01 . . Mit dieser **Z a h l** Christoph,
ruhst du tief und fest in deiner
Hypnose, ganz tief und fest, bis ich
dich zurückhole.

* * *

... **D e i n B e f e h l i s t**:
Ich, Christoph,
werde meinen Zigarettenentzugsplan erfüllen
wie ein **S o l d a t**
bis zur letzten Zigarette,
danach werde ich frei sein von Sucht und
Zwang und kein Verlangen mehr haben, zur
Zigarette
zu greifen.
Das ist mein hypnotischer **B e f e h l**.
Für den ich jetzt ein Gelöbnis abgebe.

* * *

... Dieser Befehl in deinem Unterbewusstsein
wird dich schützen vor Krankheit im Geist und
Körper und für dein vieles **G e l d**
bis zu
200.000 Euro bares und wertvolles Geld.

* * *

... Glaube an dich, Christoph,
an dein Leben ohne Zigaretten, denn viele
Krankheitsanzeichen, die du jetzt schon hast,
kommen von deinem lebenslangen Rauchen
mit den vielen **T e e r g i f t e n**,
die sich in deinem ganzen Körper ausbreiten.
Das willst du nicht mehr zulassen.

* * *

… Der Befehl wird dich schützen vor deiner Giftsucht. Wenn du nicht mehr rauchst, dann wird dein Körper eine neue Chance haben **g e s u n d** zu werden.

* * *

… Der Befehl wird dich schützen,
vor deiner Giftsucht.
Dein Zigarettenrauchen
das führt zu schlimmen Krankheiten
und wie würde dein Leben dann aussehen
wäre das noch **l e b e n s w e r t**.

* * *

… Christoph,
so weit willst du das nicht kommen lassen,
dazu bist du doch zu klug.

* * *

… Du wirst kein Geld mehr für einen vollen und stinkenden Aschenbecher ausgeben und die Zigarettenindustrie reicher und reicher und dich
ä r m e r und **k r ä n k e r** machen.

* * *

… Von dieser teuflischen Sklaverei wirst du,
C h r i s t o p h,
dich durch die Hypnose befreien,
du wirst ausbrechen aus diesem geistigen Gefängnis.

* * *

… **C h r i s t o p h**,
ich gebe dir jetzt ein
C o d i e r u n g s w o r t
in dein Unterbewusstsein ein,
F ö – T o r   F ö – T o r

* * *

… Immer wenn du dieses Wort
F ö – T o r hörst
oder es dir selbst vorsprichst, dann erinnert dich dein Unterbewusstsein an deinen **B e f e h l**
nicht in Versuchung zu kommen zu einer Zigarette zu greifen.

* * *

… Die **H y p n o s e**
wird dich ganz sanft herausführen aus deinem Suchtlabyrinth.

… Noch einmal,
C h r i s t o p h,
dein hypnotischer **B e f e h l** ist,

… Ich , Christoph,
werde meinen Zigarettenentzugsplan erfüllen
und wie ein **S o l d a t** bis zur letzten
Zigarette,
danach bin ich frei von meiner Nikotinsucht.
Das ist mein hypnotischer **B e f e h l**.
L e b e n s l a n g – L e b e n s l a n g.
Das ist ein Versprechen,
ein Gelöbnis, das ich jetzt abgebe,
diesen Befehl zu befolgen.

* * *

… Ich zähle jetzt langsam von 1 bis 5 und hole dich aus deinen Schlaf zurück in deine gewohnte und vertraute **W e l t**.

… 01 . . Christoph, langsam wirst du wach.

… 02 . . Werde langsam wach, Christoph.

… 03 . . Werde wach, Christoph.

… 04 . . Aufwachen, Christoph, wach auf.

… 05 . . Christoph,
du bist aufgewacht und zurück aus deiner Hypnose.
Deine Reise ins Unbewusste ist zu Ende.

E n d e.

Kapitel 8

Die Verankerungshypnose

Der induzierte Angsttraum.

* * *

Liebe Leser,
die Verankerungshypnose ist für Christoph ein letztes Abschlussritual.

Im Anschluss
nach der Tiefenhypnose.
Eine spätere Umkehrung oder Ausschleichung aus dieser Verankerungshypnose
mit dem **Auftragsbefehl**,
auch wenn das von Christoph **willentlic h**
beabsichtigt wäre, ist dann nicht mehr möglich.
Der Hypnosebefehl bleibt unauslöschbar und tief eingelagert in seinem Unterbewusstsein.

*

... **W i e z u v o r,**

leitete ich nun bei Christoph die Tiefenhypnose ein , mit gleitendem Übergang zur Verankerungshypnose,
jedoch mit einem direkteren und festeren Stimmklang.

... In Folge nun
die Verankerungssuggestion,
mit einem induzierten
A n g s t t r a u m
ins Unterbewusstsein von Christoph.

*

„C h r i s t o p h"
Dein **G r i f f** zur Zigarette ist von nun an **b l o c k i e r t**.
Wenn du das tust, wird dich das mit unerträglichen **S c h m e r z e n** an deinen Händen verbrennen.
Die glühende Zigarette in deiner Hand und deinem Mund verschmelzen miteinander.
Du willst sie losreißen, doch es geht nicht.
Wer kann dir helfen,
doch keiner ist da.

Immer mehr finstere Angst verfolgt und fesselt dich.
Du bist hilflos den Schmerzen ausgesetzt.
Dieser Angsttraum aus deiner tiefsten
Seelenfinsternis wird dich schützen
vor dem Griff zur Zigarette.

*

„Christoph"
… Ich zähle nun langsam von 1 bis 5 und hole dich aus deiner Hypnose zurück in deine gewohnte und vertraute **W e l t**.

… 01 . . Christoph, langsam wirst du wach.

… 02 . . Werde langsam wach, Christoph.

… 03 . . Werde wach, Christoph.

… 04 . . Aufwachen, aufwachen, werde wach.

… 05 . . Christoph,
du bist aufgewacht und zurück in deiner
gewohnten Welt.
Deine Reise ins Unbewusste ist

z u E n d e.

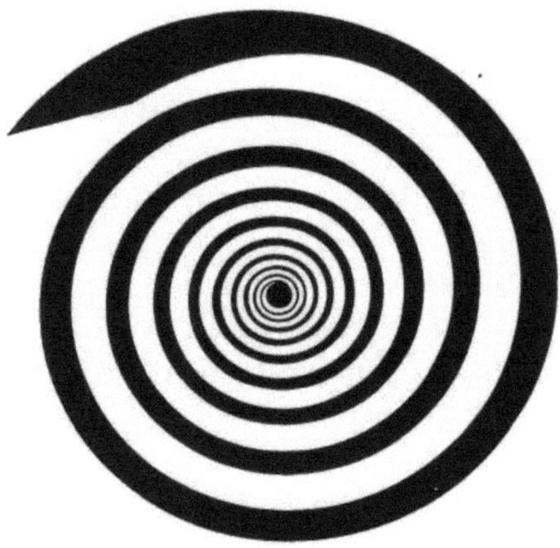

K a p i t e l 9

Eine abschließende

Z u s a m m e n f a s s u n g

dieser Fallstudie.

* * *

Liebe Leser,
aus dieser Fallstudie meines Klienten
C h r i s t o p h
können Sie nachvollziehen wie mächtig die Energiekräfte aus dem Unterbewusstsein negativen Einfluss auf unser ganzes Leben nehmen,
wenn der Weg durch eine frühe und falsche Weichenstellung für eine Suchtentwicklung fehlgestellt ist.
Und bis zum höchsten Grad in die
S e l b s t v e r n i c h t u n g
führen kann. So fest verpanzert und isoliert ist die Suchtenergie im Unterbewusstsein eingelagert und für den suchtabhängigen Raucher unmöglich, allein aus diesem geistigen Gefängnis wieder herauszufinden.

*

… Durch meine **T i e f e n h y p n o s e n**, gepaart mit einer spezifisch auf die Klientenpersönlichkeit ausformulierte Suggestion mit stufenweisem Nikotinentzug nach dem Zigarettenentzugsplan und der Autosuggestion, kann auf die Suchtenergie mit Abschwächung bis zur Löschung Einfluss genommen werden.

*

… Nikotinsucht,
Aber auch andere psychotrope Suchtentwicklungen sind wie ein roter Leitfaden, der sich durch das ganze Leben zieht,
… Stunde für Stunde
… Tag für Tag
… Und Jahr für Jahr,
bis zur willenlosen Abhängigkeit.
N e i n z u s a g e n, ist bei einem Nikotinsuchtabhängigen dann nicht mehr möglich.

*

… Für Christoph war die geprägte Kindheitsentwicklung der Ursprung zur Nikotinsucht und hat sich bis zu seiner Pubertät und Adoleszenz (Früherwachsener) als **I c h – S y n t o n**, als untrennbar zu ihm gehörend, weiterentwickelt.

*

… Wege die sich kreuzen:
In einer Zufallsbegebenheit oder auch Glücksbegebenheit mit „mir“
wie wäre wohl ohne dem sein Leben weiter verlaufen?
… Nikotinsuchtkrank war Christoph schon lange.

*

… Die Aufklärung- und Sorgfalt über die Suchtentwicklung mit weitreichenden Folgen.
Hier wurde wichtiges und neues Wissen für Christoph vermittelt.
Man kann auch sagen, hier wurden Horizonte geöffnet und es war ein wichtiges Fundament für seine richtige Entscheidung.
Kompetente Hilfe für seine Suchtkrankheit anzunehmen.

*

… Tiefenhypnose, Autosuggestion und der Zigarettenentzugsplan sind eine Kombination zur Energiefreisetzung der Selbstheilungskräfte im kranken Körper.

* * *

… Es war noch nicht zu spät.
Durch meine Überzeugungsarbeit und den festen Entschluss Hilfe anzunehmen, konnte **C h r i s t o p h** seine **N i k o t i n s u c h t** besiegen.

*

Seine Chancen dafür standen gut.

N ä m l i c h 1 z u 1
Christoph gegen sich selbst.

E n d e.

K a p i t e l 1 0
d i e
k o r r i g i e r t e
W e i c h e n s t e l l u n g

für mein Leben
ohne „**D r o g e**“ Nikotin.

* * *

Liebe Leser,
diese Fallstudie zeigt, wie der Weg schon sehr früh durch eine falsche Weichenstellung im Leidensweg durch das ganze Leben führt und seine Spuren hinterlassen hat.
C h r i s t o p h geht als Sieger aus seinem Kampf gegen die Nikotinsucht hervor,
die ihn seit frühester Kindheit im geistigen Gefängnis gefangen hielt.
Ein Aussteigen aus diesem Suchtsumpf und Herr über sein Denken und Handeln zu werden,
ist ihm trotz einiger Selbstversuche nicht gelungen.
Erst die hypnotische Suchtentwöhnung verhalf Christoph Sieger und Herr über seine Nikotinsucht zu werden. Durch eine erneute Zufallsbegebenheit traf ich Christoph nach Jahren wieder.
Er hatte sich sehr verändert und ich hätte ihn fast nicht wiedererkannt.

Durch die Suchtentwöhnung hatte sich sein Äußeres und auch sein Gesicht in sehr gesunde Züge verändert.
Auch war seine psychische Balance wieder ins Gleichgewicht gerückt.
Christoph zeigte sich nach so langer Zeit noch einmal sehr dankbar und ich folgte einer Einladung zu ihm nach Haus, wo seine neue Lebensgefährtin schon mit Kaffee und Kuchen auf uns wartete.
Hier gab es nun viel zu reden
aus der alten Leidenszeit mit seinen
abschließenden Worten
… nie wieder zurück
in die alte Sucht fallen.
Das soll eine eindringliche Warnung für alle Raucher sein.
Denn es gibt sie – die Lösung dafür.
Sie müssen sich nur dafür entscheiden.

*

… Schön anzusehen,
wie Christoph verliebt mit seiner
Lebenspartnerin um den Kaffeetisch saß,
allerdings diesmal ohne einen Aschenbecher
und Christoph hatte sehr darauf geachtet,
dass sie Nichtraucherin war.

E n d e

* * *

Liebe Leser,

wenn ich Sie durch dieses Buch begeistern
konnte und es für Sie ein wichtiger Anstoß ist,
I h r e S u c h t u n d A b h ä n g i g k e i t
zu besiegen, dann gibt es auch für Sie diese
Lösung, mitunter auch die letzte und einzige
L ö s u n g.
Ihre Chancen dafür stehen **g u t**
n ä m l i c h 1 z u 1
Sie gegen sich selbst.

Ihr Franco W . Schneider

Über den Autor:

Franco W. Schneider,
durch meine Fachausbildung in der
H y p n o s e,
der klassischen Tiefenhypnose nach S. Freud
und der Autosuggestion nach E. Coué.
entwickelte ich in meiner Therapiefreiheit eine
spezifische Hypnose für **S u c h t-**
und Erinnerungsamnesie
v e r s c h o l l e n e r Erinnerungen.

Liebe Leser,

für die Hypnoseausübung
bringe ich nicht nur die Fachausbildung für
Hypnose- und Erinnerungsamnesie mit,
sondern auch mein Erfahrungspotential aus
meiner Klientenarbeit für gesunde Ratsuchende
mit den unterschiedlichsten
Persönlichkeitscharakteren.
Für den Erfolg meiner spezifischen
H y p n o s e – T r a n c e,
I n d u k t i o n e n
und Erinnerungsamnesie verschollener
E r i n n e r u n g e n ist meine ausgeprägte
m e i n empathisches Einfühlungsvermögen in
andere Menschen, verantwortlich.

I c h fühle, was **D u** fühlst und
I c h denke, was **D u** denkst,
auch ohne Worte.
Deine unbewusste Körpersprache verrät **m i r**

mehr als **d u** sagen willst,
ist für **m i c h** von großem hypnotischen Nutzen.
Dieses empathische Einfühlungsvermögen
ist eine **G a b e** , ja
ein **G e s c h e n k** der Natur zur Weiterreichung für die
„**G e s u n d h e i t**“ meiner Klienten.

* * *

In den Folgebüchern aus meiner früheren Klientenarbeit über Klienten mit Erinnerungsamnesie oder Erinnerungsverdrängung durch
T r a u m a g e s c h e h n i s s e ,
werden in Hypnosetrance unbewusste Vorgänge enttarnt und sichtbar gemacht,
was mit unserem normalen Wachbewusstsein nicht möglich ist und für meine Klienten im Nachhinein wundersam, aber auch erschreckend ist, was ihr Unbewusstes alles preisgibt.

* * *

Liebe Leser,
Geheimnisse aus dem Unbewussten zu ergründen und sichtbar zu machen, ist sehr geheimnisumwittert und spannend in meinen Büchern zu lesen, die es wert sind, sich vorzumerken.

* * *

Tauchen Sie ein, zu der Innenseite Ihres Ichs durch Autosuggestion und Tiefenhypnose. Entdecken Sie neue und schöne Seiten an sich, nur diesmal innere Schönheit.

* * *

Meine Folgepublikationen konnten nur mit Einwilligung und Mitarbeit aus den Lebensgeschichten meiner Klienten geschrieben werden, denen ich hiermit meinen **D a n k a u s s p r e c h e**.

* * *

Auf meiner Internetseite finden Sie eine Buchauswahl unter

www.autor-francowschneider.de

* * *

F o l g e p u b l i k a t i o n e n:

Therapie
in Hypnosetrance.
Die Giftsucht.

Das Selbsthilfebuch.
Rauchen und Nikotinsucht besiegen.
DenMenschen durch Hypnose aus seinem geistigen Gefängnis holen.

* * *

In sich gefangen.

Ein Hilfeschrei aus der Seelenfinsternis. Wohin schlägt die Waagschale für Menschlichkeit aus.
Gefahren erkennen – Gefahren vermeiden.
Ich bin geboren und war schon vorher verloren.
Ein Weg im geistigen Labyrinth, der nie endet.
Die Begründung einer Seelenfinsternis in Hypnosetrance.

* * *

Geheimnisse
aus dem Unbewussten.

Ein Schritt ins Jenseits und zurück.
Ein Buch das nachdenklich macht.
Eine Nahtoderfahrung.
In Hypnosetrance ein Blick durch die geöffnete „Tür ins Jenseits“.

* * *

Der mein Leben veränderte.

Das Selbsthilfebuch für die Zeit danach.
Eine Biographie.
Erinnerung der **L i e b e** .
Die Gefühlswelt in Revolution.
Eine hypnotische Weichenstellung für **n e u e s G l ü c k**.

* * *

Lebenskunst

Der ungebrochene Wille
immer wieder aufzustehen.

Das Selbsthilfebuch:
Durch Hypnose und Autosuggestion im Leben
kein Verlierer zu bleiben.

* * *

Die verkaufte Seele.

Die Biographie einer
Edelprostituierten.
Neue Wege durch eine hypnotische
Weichenstellung.

* * *

Für immer verschollen.

Unwiederbringliche Erinnerungen.
Eine Biographie:
Eine hypnotische Reise in das Reich des
Unbewussten.

* * *

Hypnotische „Diät“
bei Übergewicht.
Esssucht. Magersucht

Das Selbsthilfebuch.
Die hypnotische **D i ä t** durch Selbsthypnose
und Tiefenhypnose bei Übergewicht.
Ein Weg sich glücklicher zu fühlen.

* * *

Das Jahr 2222
geht dem „Mensch“
das Menschsein verloren?

Eine philosophische Zeitreise
in das Jahr „2222“.

* * *

Therapie
in Hypnosetrance.
Erfolgssucht.

Burnoutsyndrom.
Das Selbsthilfebuch.
Der Sturz in den Abgrund.
Die hypnotische Lenkung, frei zu werden.

* * *

Therapie
in Hypnosetrance.
Die Giftsucht.

Alkohol und Drogensucht.
Das Selbsthilfebuch.
Die hypnotische Hilfe für Giftsucht.

* * *

Gefangen im „Netz“ der Sucht
Internet und
Glücksspielsucht.

Das Selbsthilfebuch mit einer hypnotischen
Lenkung.
Eine Biographie.
Der Bildschirm und Roulettekugel
die mich beherrscht.

* * *

Eifersucht.

Der mächtigste Liebesdrang auf dieser Welt.
Eine Biographie:
Eine hypnotische Lenkung aus dieser
S u c h t f a l l e.

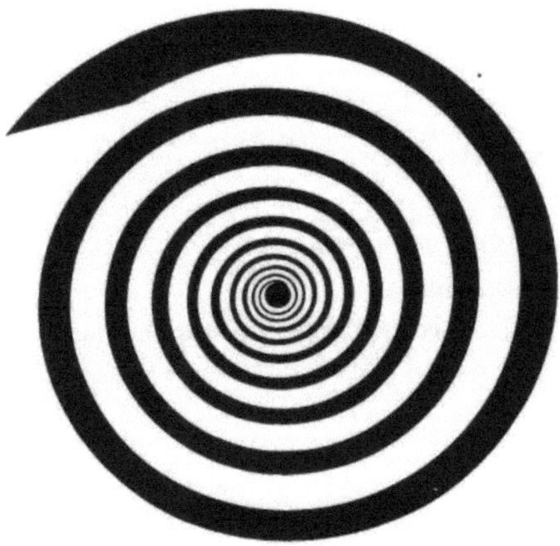

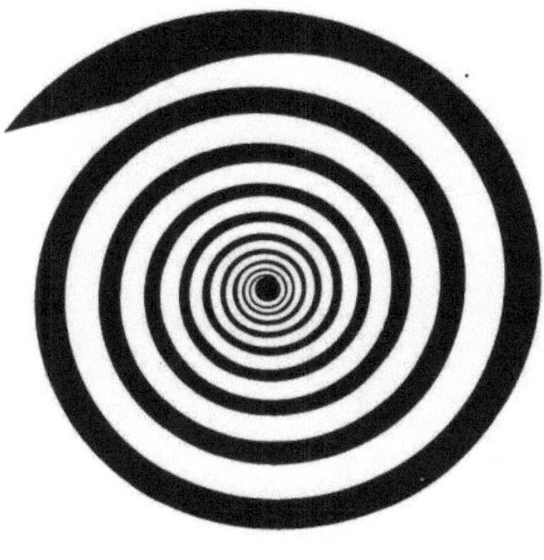

Hypnotische Vorgehensweisen Episoden-Ähnlichkeiten und Namen sind wissenschaftlich publiziert. Teilauszüge können vorhanden sein, jedoch nach den Regeln der hypnotischen Kunst, diesem Autor zuzuordnen sind. Dieses Buch ist ein Selbsthilfebuch und beschreibt keine Diagnostik oder Psychotherapie. Ohne Gewähr und Haftung für die Anwendung des Lesers.